존경과 감사의 마음을 담아

_____ 님께 드립니다.

뇌 건강을 지켜주는

인지톡톡!
컬러링북 1

쉬운 단계 | 남성 어르신 편

• 박수정 지음 •

학지사

들어가며

'인생은 소풍이다.'

　어느 시인의 말처럼 지나간 아름다운 기억들을 회상할 수 있는 것만으로도 삶은 풍성해질 수 있습니다.
　유년기와 청소년기는 꿈을 꾸는 것으로 생기가 넘쳐나고, 청장년기에는 온몸으로 치열하게 삶을 그려내지만, 더 이상 새로운 일상을 창조하기 어려운 노년에는 그간 살아온 삶의 소재가 되었던 특정 기억들에 대한 회상을 통해 스스로의 삶을 존귀하게 마무리할 수 있습니다.
　그러나 안타깝게도 이 마지막 시기는 스스로 감당해야만 하고, 사람에 따라 기억을 소환하는 것 자체가 어렵거나 불가한 분도 있습니다. 그분들의 땀과 헌신으로 세운 혜택을 누리고 있는 자로서 자신조차 기억하지 못하고 있는 그분들에 대한 존엄을 지켜 주고 싶었습니다. '기억'만이 삶의 유일한 자산이 되는 분들에게 여러 가용 자원을 활용하여 스스로 삶을 존귀하게 완성할 수 있도록 돕기 위해 이 책을 만들었습니다.
　소멸해 가는 '기억'을 복원하고 유지하는 데 가장 좋은 방법이 무엇일까요?
　먼저, 각 사람의 뇌 속에 저장된 자신만의 '회상'과 '회고'를 활용하는 것입니다. 다음으로, 나이가 들어서도 운동능력이 늦게까지 유지되는 '손'을 통해 그러한 회상과 회상의 영역에 참여시키는 일입니다.
　손과 뇌는 긴밀하게 연결되어 있어서 손을 잘 쓸수록 뇌도 활성화됩니다. 독일의 철학자 이마누엘 칸트는 '손은 바깥으로 드러난 또 하나의 두뇌'라고 했습니다. 우리 몸의 206개 뼈 중에서 54개가 양손에 있고, 손의 17,000개의 신경은 온몸과 연결되어 있어 눈 다음으로 뇌에 가장 많은 정보를 제공하고 받아들이는 감각기관이 바로 손입니다. 이러한 손을 활발하게 움직일수록 노화에 따른 뇌의 인지기능 둔화도 늦춰질 것이라 생각합니다.

'대한민국 치매 현황 2019'(중앙치매센터, www.nid.or.kr)에 따르면, 우리나라의 65세 이상 노인 중 치매환자 수는 대략 75만 명이며, 치매 유병률은 10.16%로 나타나 65세 이상 노인 10명 중에 1명은 치매를 앓고 있는 셈입니다. 이들에 대한 관리비용도 1인당 연간 2,042만 원으로 추정되는데, 이미 고령사회에 접어든 우리나라는 머지않아 초고령사회로 진입하게 될 것이고, 치매로 인해 매우 큰 사회적·경제적 문제에 직면하게 될 것입니다. 이렇듯 심각해진 고령인구 증가와 그에 따른 치매환자 수 증가에 대비하여, 예방적이고 효율적인 방안의 하나로서 '컬러링' 작업이 도움이 될 수 있지 않을까 생각하여 『뇌 건강을 지켜주는 인지톡톡! 컬러링북』을 기획하게 되었습니다.

이 책은 **회상하기**와 **컬러링하기**라는 두 가지 주제를 접목하여, 옛 기억을 떠올리고 소환함으로써 뇌를 자극하고 활성화하여 퇴화되는 뇌기능을 회복하고 기억력 증진 및 치매 예방에 도움이 되고자 하였습니다.

현재 어르신들이 살아오신 시대적 상황은 거의 예외 없이 개인적 삶보다는 집단의 삶이 더 강조되었고, 그럼으로써 자신만의 자유로운 표현이 억제되고 감정도 억압되는 경우가 많았습니다. 그래도 다행스러운 것은 힘든 시기에도 어김없이 반복된 민족의 다양한 절기와 행사들 가운데 남아 있는 친근하고 소중한 추억들입니다. 이 책은 그러한 소재들을 매개로 어르신들이 삶의 기쁨과 존재감, 만족감, 성취감을 느끼실 수 있도록 의미를 담고 내용을 구성하였습니다.

우선 성장 연대기별 기억과 추억을 회상할 수 있게 유년기부터 청년기, 장년기를 거쳐 노년기까지 이어지는 추억의 장면들로 컬러링 그림 주제를 정하였고, 그리기에 익숙하지 않은 어르신들도 쉽게 따라 할 수 있도록 친근한 풍경과 요소들로 내용을 꾸몄습니다.

　이 책은 총 **6권짜리 세트 책**으로 기획되었으며, **난이도에 따라 쉬운 1단계는 '경중치매'**, 보통 2단계는 '경도인지장애', 어려운 3단계는 '일반 인지' 어르신을 위한 것으로 **분류**하였습니다. 또한 성별에 따른 공감도를 높이기 위해 남성 편과 여성 편으로 나누어 진행하였습니다. 각 권마다 생애 과정에 따른 **12회기 프로그램**으로 만들었고, 컬러링 그림을 색칠하기 전에 **두뇌운동**과 **연습하기**를 두어 뇌와 손을 각각 풀어 주는 워밍업 활동을 넣음으로써 보다 효과적인 기억력 증진 프로그램이 될 수 있게 하였습니다. 책에서 제시한 순서에 따라 재미있는 문제도 풀어 보고, 자유롭게 선 그림도 그렸다가, 추억을 떠올리는 장면들을 색칠하며 즐겁게 참여해 보시기 바랍니다.

　이 책이 나오기까지 많은 분의 도움이 있었습니다. 먼저, 조금도 주저함 없이 출판을 허락해 주신 학지사 김진환 대표님과 출판 과정에서 나의 무지를 완벽하게 덮어 주신 백소현 차장님의 세심한 배려에 감사드립니다. 또한 노인 관련 현장에서 체득한 소중한 경험들을 책으로 반영할 수 있도록 큰 도움을 준 전문 치료사 남아라 선생님과 신경정신과 정현주 선생님께 특별히 감사하고, 참여자들의 생생한 회상이 가능힐 수 있도록 재능으로 협력해 주신 일러스트레이터 신영훈, 이현아, 박은애 님께도 감사를 드립니다. 끝으로 부족한 딸의 흠을 가려 주기 위해 과정마다 손수 시험대상자가 되어 주신 노년의 나의 어머니 장이정 님께 감사와 존경의 마음을 드립니다. 사랑하는 어머니, 건강하세요!

　이 시간에도 노인문제 현장에서 수고하시는 전문가분들의 헌신에 감사드리고, 그 수고에 이 책이 조금이라도 도움이 되기를 바랍니다.

2021년
저자 박수정

추천의 글

우리나라는 초고령사회로의 진입을 앞두고 있습니다. 2020년 기준으로 60세 이상 인구는 전체 인구의 20%를 넘어섰고, 2026년이 되면 65세 이상 노인인구가 전체 인구의 20%가 넘는 초고령사회가 된다고 합니다. 저출산의 영향으로 청년 인구수의 감소도 문제지만, 평균기대수명이 급격히 증가하여(2018년 통계청 기준, 여자 85.7세, 남자 82.7세), 병원의 신경과나 노년내과 등의 진료실에는 90세 이상의 초고령 환자들이 넘쳐나고, 많은 노인환자 중 치매환자가 매우 높은 비율을 차지하고 있습니다. 이들은 길게는 20년 이상을 장수하는데 걸어서든 병상에 누워서든 다양한 형태로 치매를 앓고 있습니다. 치매가 있는 상태로 장수한다는 것은 장기간에 걸쳐 누군가에게 의지하고 부양받으며 살아가야 함을 의미하는데, 이는 환자 본인은 물론이고 주변의 가족, 더 넓게는 사회에도 적지 않은 어려움과 문제를 안겨줍니다. 노화된 뇌로 장수하면 인지기능의 저하나 치매는 피할 수 없을 것입니다. 그러나 뇌에 이상신호가 생겨도 시냅스가 풍부한 똘똘한 뇌를 갖는다면 증상은 지연되거나 피할 수도 있습니다. 선진국의 경우는 국가적·사회적으로 치매예방을 위한 많은 재정 지원과 제도 마련을 통해 치매 유병률이 감소하고 있는 추세입니다. 따라서 우리나라도 치매예방을 위해 다방면의 노력들이 절실한 시기이며, 이를 위한 준비와 정책실현을 꾸준히 한다면 늘어나는 노인인구에 따른 치매 유병률도 현격히 감소할 것이라 생각합니다.

피할 수 없는 강, 치매. 어떻게 건널 수 있을까요? 치매는 무엇보다도 예방이 중요

합니다. 최근 연구들에 의하면 치매예방은 한 가지 요소보다는 여러 요소가 복합적으로 작용해야 한다고 합니다. 여러 요소 중 현실에서 중요성을 놓치기 쉽지만 습관처럼 늘 해야 하고, 사실은 그 어떤 약물치료보다 중요한 것이 '뇌인지 강화활동'을 통해 치매를 예방하는 것입니다. 여기에는 음악, 미술, 사회활동, 배우기, 독서, 신문 보기, 사람 만나기, 기억력훈련, 언어훈련 등의 다양한 활동들이 속합니다. 나이가 들수록 뇌세포가 죽어서 머리가 나빠진다고만 생각하는데 나이가 들수록 신경세포 수가 줄어드는 것은 사실이지만, 뇌의 기능을 좌우하는 것은 뇌세포의 수와 무게가 아닌 뇌세포 사이의 연결고리인 시냅스입니다. 시냅스의 수가 많을수록 뇌 기능이 좋아지는데, 앞과 같은 '뇌인지 강화활동'을 평소에 꾸준히 하면 머릿속에서 근육이 만들어지듯 새로운 회로가 생성되어 뇌를 젊고 건강하게 유지할 수 있습니다. 이는 정상적인 인지기능의 노인이나 치매 전 단계 환자, 치매환자 모두에게 뇌 기능의 악화를 막고 유지하는 것을 도와주며, 감정을 안정화시키고 우울증을 예방하여 삶의 질을 향상하는 긍정적인 효과를 발휘하게 해 줍니다.

이 책에는 그러한 '뇌인지 강화활동'으로 여길 수 있는 다양한 효과적 기법들이 소개되어 있습니다. 먼저, 사용자가 생애 가장 활력이 넘쳤던 시기에 나타난 좋은 감정과 경험들을 끄집어내고 연계시킬 수 있는 과거의 다양한 소재로 회기를 구성하였는데, 이는 '회상요법'을 통해 기억력을 증진시키는 효과가 있습니다. 그리고 다채로운 색깔을 이용하여 시각을 자극하는 그림과 추억의 소품들로 주제를 선정하고 훈련시킴으로써 시공간력과 집중력을 강화할 수 있도록 하였습니다. 중간중간 문제풀이 형식으로 연관성 과제와 추상적 사고 과제도 함께 있어서 전두엽의 집행능력 강화에도 도움을 주며, 기억력 과제와 계산력 과제도 포함되어 뇌의 전반적인 인지기능 향상에 효과적이도록 하였습니다. 또한 사용자의 인지능력 수준과 남녀 성별에 따라 적절한 교재를 선택할 수 있도록 구성하여, 대상자의 흥미나 인지 정도 및 눈높이에 맞는 효과적인 학습이 가능하도록 하였습니다. 이 책에 나온 과제들을 꾸준히 훈련한다면 인지기능 강화뿐만 아니라 정서나 감정에도 긍정적인 영향을 주어, 노년기에 흔히 나타나는 우울감이나 무감동증을 개선하는 효과도 있을 것이라 생각합니다.

현장에 몸담고 있는 전문인으로서, 이 책이 뇌인지 강화활동에 도움을 줄 수 있는 도구로 널리 사용되기를 기대합니다. 작은 노력이 하나하나 쌓이고 그러한 노력들이 결실을 이루어, 치매로부터 자유로운 노년이 되고 또 치매환자들에게도 희망적인 불씨가 될 수 있기를 진심으로 소망합니다.

보바스기념병원 뇌건강센터장,
성남시 중원구 치매안심센터장,
성남시 노인보건센터장
신경과 전문의 의학박사 나해리

이 책의 구성과 활용법

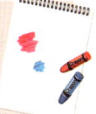

나이가 들면서 몸의 곳곳에서 나타나는 신체 노화는 자연스러운 현상이지만, 특히 뇌는 심장이나 폐와 같은 다른 장기보다 먼저 손상되기 쉽고, 뇌의 영역별 손상 정도에 따라 다양한 문제를 유발합니다. 심하면 일상생활의 크나큰 불편을 초래하지만, 희망적인 것은 훈련과 관리 정도에 따라 뇌의 노화 속도를 늦추거나 일부 손상된 기능을 회복하게 할 수도 있다는 것입니다. 그런 의미에서 이 책은 손을 적극적으로 움직이는 컬러링 활동을 통해 기억력을 지켜주고 효과적인 뇌관리를 할 수 있게 도와주며, 가볍고 쉬운 두뇌운동까지 더하여 인지기능이 향상될 수 있도록 하였습니다.

먼저, 이 책의 큰 주제인 '추억 회상하기'는 인간의 성장 과정에 따른 자연스러운 흐름으로 옛날의 추억을 떠올리게 힘으로써, 대상자의 자발적인 참여 유도를 통해 치료 효과를 높일 수 있는 매우 효율적인 방법입니다. 여기에서는 성장 과정을 **1장 유년기, 2장 청년기, 3장 장년기, 4장 노년기**의 네 부분으로 나누었으며, 각 시기를 대표할 수 있는 상징적인 장면들로 컬러링 그림을 구성하였습니다. 즉, 회상치료에 효과적인 소재들로 그림 주제를 정하였는데, 고향을 떠올리는 풍경, 어린 시절에 즐겨 하던 놀이와 집이나 친구들, 학창시절, 첫사랑, 군대생활, 결혼, 자녀출산과 양육, 연중 절기와 삶의 터전이 되었던 농사일 등이 바로 그것입니다. 각각의 그림에서 풍겨오는 친근하고 따뜻한 장면들을 색칠하다 보면, 어느새 몸과 마음이 이완되고 편안하고 안정된 정서를 느끼게 될 것입니다.

〈1장〉 유년기: 희망에 찬 의지적 시기

〈2장〉 청년기: 목표를 향한 유능하고 신실한 시기

〈3장〉 장년기: 사랑과 돌봄을 베푸는 시기

〈4장〉 노년기: 지혜롭게 인내하고 관조하는 시기

각 장은 다시 **3개의 소주제로 된 컬러링 그림으로 나누었고, 이로써 총 12회기에 걸친 프로그램**이 되었습니다. 매 회기마다 ❶ **두뇌운동**, ❷ **연습하기**, ❸ **색칠하기**의 진행 순서로 참여하실 수 있습니다.

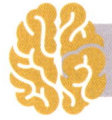 두뇌운동(뇌 풀기)

회기를 진행할 때 가장 먼저 하게 되는 활동으로서, 재미있고 간단한 문제 풀이로 두뇌를 자극하고 풀어주는 것입니다. 글자, 숫자, 형태, 색깔 등 다양한 인지 영역을 이해하고 분석하며 판단 및 문제해결 능력까지 확장함으로써 전두엽과 두정엽, 후두엽을 자극하고 활성화하는 원리입니다. 이러한 두뇌활동은 인지 능력을 향상시키고 치매를 예방하는 데 큰 효과가 있습니다.

문제의 난이도는 '쉬운 단계'부터 '보통 단계' '어려운 단계'까지 대상자의 인지수준을 고려하여 각 단계에 적합한 문제들로 수록하였고, 소재 등에서도 차이를 두어 남성과 여성을 각각 구분하였습니다('쉬운 단계' 편만 남녀의 '두뇌운동' 문제가 동일합니다).

- **글자 인식하기**: 노래 가사나 하나의 주제로 된 짤막한 글을 소리 내어 읽어 보고, 빈칸에 들어갈 단어나 문구를 유추하여 넣는 것

- **숫자 인식하기**: 그림의 개수 세기, 연산법칙에 따른 숫자 계산하기 등 인지 능력 단계에 맞는 숫자를 이해하고 넣는 것
- **색깔 인식/배열하기**: 여러 가지의 색깔을 구분하고, 이를 통해 일관된 배열 원칙을 찾아서 적용하는 것
- **형태 인식하기**: 평면 형태로 그려진 사물의 생김새나 모양을 분별하고 확인 및 분류하는 것
- **거울그림 찾기**: 거울에 반사되어 나타나는 원리를 이해하고 그에 맞는 그림을 구성하여 찾는 것
- **미로 찾기**: 입구 지점부터 그려지는 경로를 장기기억으로 보존하고, 이를 새로운 기억정보와 연결시켜 출구를 찾아 나가는 것
- **공간 지각력**: 평면 모양의 그림으로 입체 모양을 예측하고, 그림의 공간적 배치와 조직화를 고려하여 알맞은 그림을 찾고 고르는 것

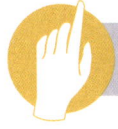

연습하기(손 풀기)

부뇌운동으로 가볍게 뇌를 풀이졌으면, 이제는 손을 풀어야겠지요? 우리의 손은 말초신경이 발달해 있어서 인지할 수 있는 감각들이 매우 풍부하며, 이는 곧 운동 기능 영역의 향상과 뇌 건강으로도 이어집니다.

'연습하기'는 다양한 색깔로 곡선도 그려봤다가 원도 그려보고, 또 고마운 사람을 생각하며 꽃다발도 그리는 등 마음 가는 대로 자유롭게 색칠하며 손가락과 손목을 편안하게 풀어주는 활동입니다. 특별히 '보통 단계' 편은 '교통안전표지' 그림으로 연습하기 활동을 두어, 각각의 표지판이 상징하는 의미를 파악하고 색칠함으로써 한 번 더 뇌를 자극하고 활성화할 수 있도록 하였습니다.

색칠 도구를 손에 쥐고 책에 나온 지시에 따라 이쪽저쪽으로 활발히 손을 움직여

봅시다. 그만큼 우리의 뇌도 바쁘게 움직이고 긴장됐던 손과 팔 근육이 풀리면서, 다음 활동인 '색칠하기'도 훨씬 쉽게 접근할 수 있을 것입니다.

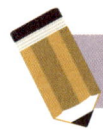 **색칠하기**

이 책의 주요 활동이라 할 수 있는 컬러링 작업의 '색칠하기'입니다.

여기에는 크게 다음 네 가지의 효과가 있는데, 어찌 보면 미술치료의 효과와도 맥이 닿아 있으며, 이들 모두 뇌를 자극하고 활성화한다는 공통점이 있습니다.

첫째, 다양한 색채자극을 통해 시신경 활동을 도와주며, 후두엽 기능을 높여 줍니다.

눈으로 들어온 다채로운 색깔의 그림들은 시각정보를 처리하는 후두엽 부분을 자극하고, 후두엽에서 처리된 정보는 두정엽이나 측두엽 등의 대뇌피질로 전달되고 통합되어 분석 및 판단, 주의 등의 종합적 기능이 활성화되도록 도와줍니다.

둘째, 활발한 손 운동은 전두엽 기능을 활성화하여 뇌의 퇴화, 둔화 속도를 늦춰 줍니다.

다양한 미술 매체를 손에 쥐고 힘의 강약을 조절하며 색칠하는 것은 눈과 손의 협응, 손과 손의 협응을 도와주고, 손가락의 민첩성과 함께 신체 균형 감각 및 인지기능을 파악할 수 있게 해 줍니다. 컬러링 활동 시 필요한 손의 조작 운동은 사물을 자유자재로 다루는 소근육의 힘을 높여 주고, 손으로 느끼는 촉각에서 감각정보를 일차적으로 처리하는 뇌 영역을 활성화합니다. 정교한 손놀림이 많아질수록, 활성화된 일차 영역 주변에 있는 인지·학습·판단 등을 담당하는 고차원적 뇌 영역인 전두엽을 자극하게 되고 이는 후두엽, 측두엽까지 자극하여 전반적인 뇌 기능 발달에 도움을 줍니다.

셋째, 회상을 주제로 한 그림은 기억력을 되살려 주고, 안정감과 성취감을 줍니다.

회상은 과거의 의미 있는 경험을 고찰하게 해 주고, 역사적으로 자신을 반영함으로써 인생을 되돌아보게 하는 소중한 내적 경험입니다. 유년기와 청년기 등 각각의 발달단계에 따른 낯익은 풍경과 장면들을 색칠하다 보면, 그 옛날 기억이 새록새록 되살아나고 이는 우리의 사고를 자극하며, 자신과 타인과의 연계성을 증가시킵니다. 그로 인해 삶에 대한 새로운 이해와 성취감도 느끼게 해 줄 것입니다. 특히 집이나 동네, 자주 하던 놀이와 소지품처럼 옛 시절을 떠올릴 수 있는 추억을 그림으로 그리는 것은 정서적으로 편안함과 안정감을 주고, 자신이 잘 아는 익숙한 장면을 색칠함으로써 자신감을 회복할 수 있게 도와줍니다.

넷째, 내면의 감정을 표현함으로써 자기수용, 자아실현을 느끼게 해 줍니다.

컬러링 활동은 다양한 경험과 감동을 색깔을 중심으로 표현해 내는 과정입니다. 색은 인간의 정서나 감정과 밀접한 연관이 있어서 사람의 기분을 전환하는 데 많은 도움을 줍니다. 밑그림이 그려진 종이 위에 적절하고 어울리는 색깔을 찾아서 다양한 방법으로 색칠하면, 온전히 나와 그림에만 집중하게 됩니다. 그러면서 내면에 억눌렸던 감정과 정서를 표현하고, 있는 그대로를 받아들이는 자기수용을 경험합니다. 이렇게 색칠하기를 통해 부담감이나 무기력, 우울한 징시보다는 자발성과 적극성이 강화되는 동시에 자신의 긍정적 정서를 표현함으로써 자아통합, 자아실현을 느끼게 될 것입니다.

컬러링 그림은 '쉬운, 보통, 어려운 단계'별로 난이도를 조절하였습니다. 또한 '쉬운 단계'의 컬러링 그림은 '어려운 단계'의 컬러링 그림을 단순화하여 만든 연계성 그림입니다. 가볍게 쉬운 단계를 수행해 보시고, 보통 단계로써 정밀함을 갖춘 뒤, 어려운 단계까지 도전해 보는 3단계 발전 과정으로 진행하실 수 있습니다. 정거운 그림들을 보고 옛 추억을 떠올리며 편안한 마음으로 힐링의 시간을 가져보시기 바랍니다.

차례

들어가며 / 5
추천의 글 / 8
이 책의 구성과 활용법 / 11

1장 유년기

1회기
- 두뇌운동: 글자와 형태 인식하기 / 20
- 연습하기: 마음 가는 대로 색칠하기 / 21
- 색칠하기: 썰매타기 / 22

2회기
- 두뇌운동: 숫자 인식하기 / 24
- 연습하기: 좋아하는 색으로 따라 그리기 / 25
- 색칠하기: 오줌싸개 / 26

3회기
- 두뇌운동: 색깔 인식하기 / 28
- 연습하기: 수평선과 수직선 그려 보기 / 29
- 색칠하기: 말뚝박기 / 30

★★★ '유년기' 마무리 소감 나누기 / 32

2장 청년기

4회기
- 두뇌운동: 숫자 인식하기 / 34
- 연습하기: 거미줄 모양으로 따라 그리기 / 35
- 색칠하기: 빵집 / 36

5회기
- 두뇌운동: 미로 찾기 / 38
- 연습하기: 곡선을 따라 그리기 / 39
- 색칠하기: 해수욕장 / 40

6회기
- 두뇌운동: 글자와 형태 인식하기 / 42
- 연습하기: 지그재그선으로 그리기 / 43
- 색칠하기: 나의 군대생활 / 44

★★★ '청년기' 마무리 소감 나누기 / 46

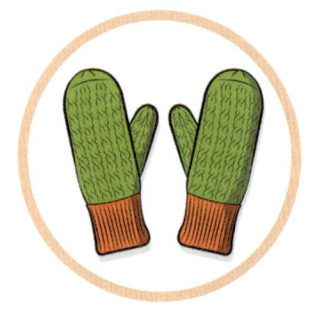
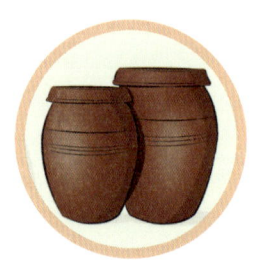
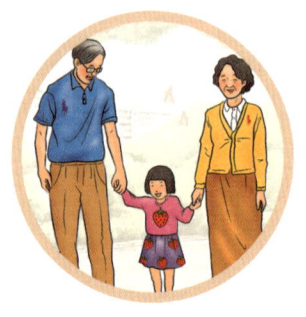
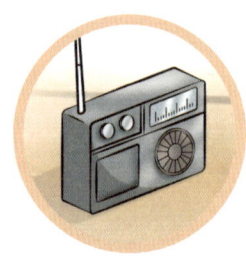

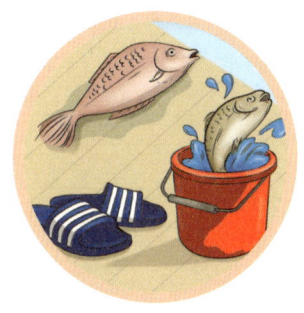 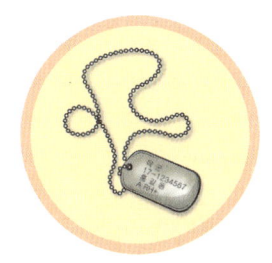 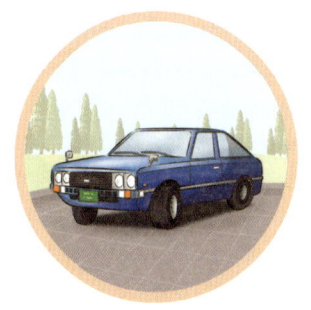 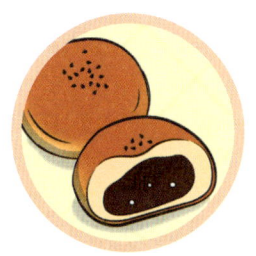

3장 장년기

7회기
- 두뇌운동: 형태와 색깔 인식하기 / 48
- 연습하기: 면을 수평선으로 색칠하기 / 49
- 색칠하기: 담배 / 50

8회기
- 두뇌운동: 공간 지각력과 형태 인식하기 / 52
- 연습하기: 색의 단계를 나누어 색칠하기 / 53
- 색칠하기: 낚시 / 54

9회기
- 두뇌운동: 거울그림 찾기 / 56
- 연습하기: 면을 빗금으로 색칠하기 / 57
- 색칠하기: 장기 / 58

★★★ '장년기' 마무리 소감 나누기 / 60

4장 노년기

10회기
- 두뇌운동: 글자와 숫자 인식하기 / 62
- 연습하기: 나무의 나이테처럼 그려 보기 / 63
- 색칠하기: 세차 / 64

11회기
- 두뇌운동: 공간 지각력 / 66
- 연습하기: 반쪽 그림 색칠하기 / 67
- 색칠하기: 농기구 창고 / 68

12회기
- 두뇌운동: 숫자 인식하기 / 70
- 연습하기: 만다라 색칠하기 / 71
- 색칠하기: 산책 / 72

★★★ '노년기' 마무리 소감 나누기 / 74

정답 알아보기 / 75
부록: '만다라 색칠하기' 추가 활동지 / 81

일러두기

1. 『뇌 건강을 지켜주는 인지톡톡! 컬러링북』은 대상자의 인지수준에 따라 3단계(쉬운, 보통, 어려운 단계)로 나누었고, 각각 남성 편과 여성 편으로 구분하였습니다. 이 책은 그중 가장 **쉬운 단계, 남성** 편입니다.

2. 총 12회기의 구성이며, 각 회기마다 ① 두뇌운동 → ② 연습하기 → ③ 색칠하기 순서로 되어 있습니다.

★ 3. 쉬운 단계는 '색칠하기' 그림만 남녀 구분이 있고, '두뇌운동' 문제와 '연습하기' 활동은 남녀가 같습니다(참고로, '보통 단계'와 '어려운 단계'는 '두뇌운동' 문제와 '연습하기' 활동도 남녀가 모두 다릅니다).

★ 4. '색칠하기' 페이지의 상단에 제시된 작은 그림(예: 22, 26, 30쪽 ⋯)은 이 컬러링북 시리즈의 '어려운 단계' 편에 속한 그림입니다. 같은 제목의 연계성 그림이므로, 그림 난이도를 살펴보신 뒤 '어려운 단계'에도 도전해 보실 수 있습니다.

5. 회기의 시작 부분에 날짜를 적는 칸이 있고, 두뇌운동 및 색칠하기에도 각각 걸린 시간을 적어보는 칸이 있습니다. 날짜 칸은 지남력 확인에 도움이 되고, 걸린 시간은 인지력 확인에 도움이 될 것입니다.

6. 책의 맨 끝에 '부록: 만다라 색칠하기' 활동지를 추가하였습니다. 만다라 그리기를 통해 집중력 강화와 인지정서 발달, 스트레스 완화에 도움이 되시기를 바랍니다.

1장

유년기

썰매타기 | 오줌싸개 | 말뚝박기

1 회기
두뇌운동

글자와 형태 인식하기

월 일

다음은 부엌에서 쓰는 물건들입니다. 맞는 것끼리 줄을 이어 보세요.

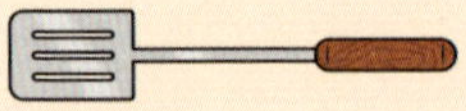

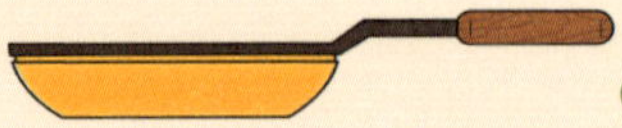

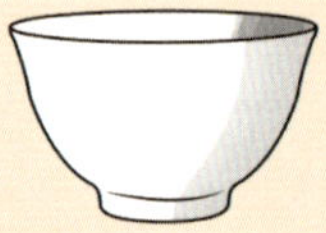

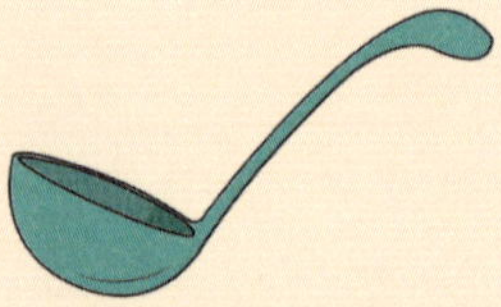

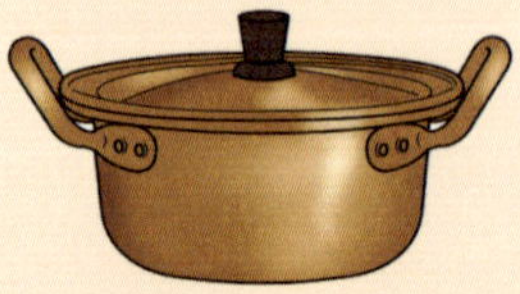

- 프라이팬
- 냄비
- 국자
- 밥공기
- 뒤집개

걸린 시간

_____ 분

_____ 초

마음 가는 대로 색칠하기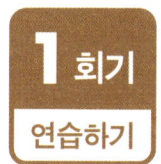

편안한 마음으로 손을 자유롭게 풀어 보세요.

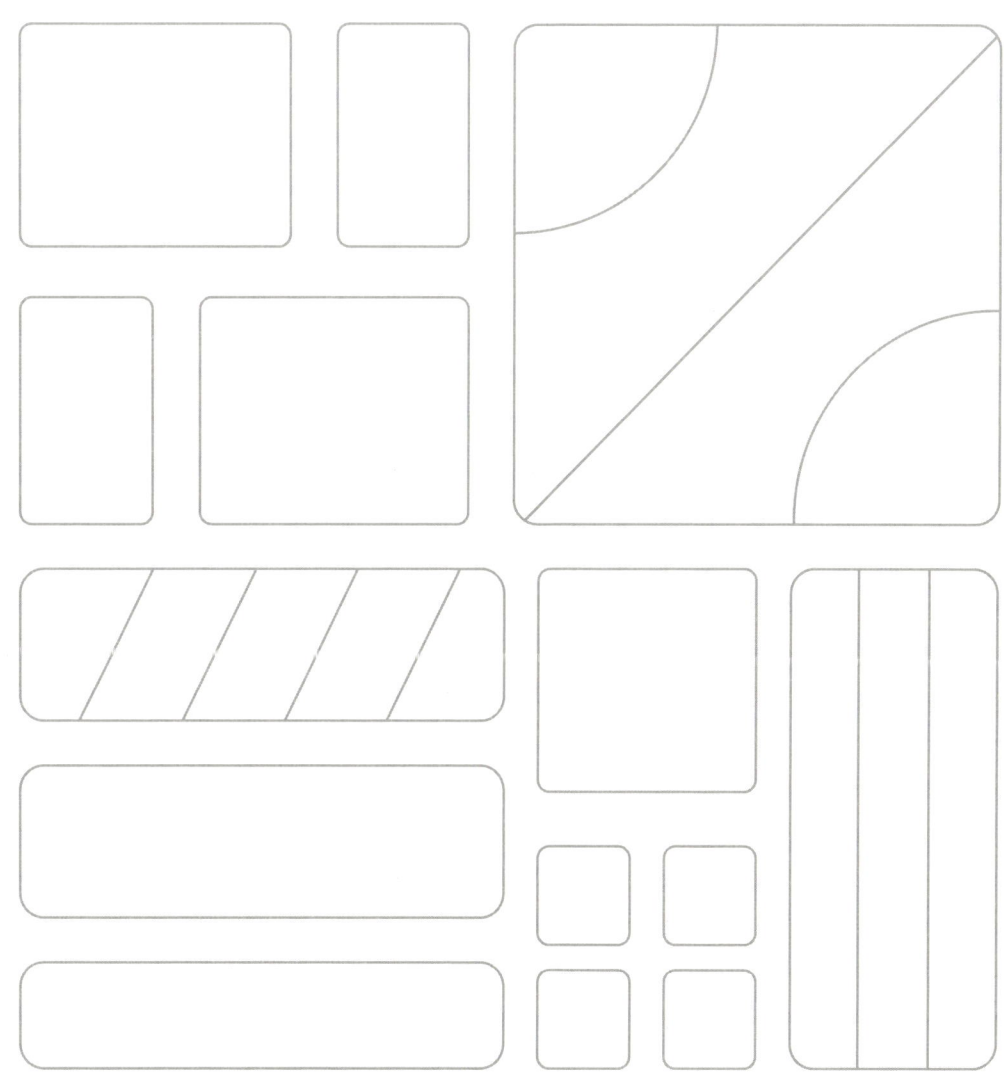

1회기 썰매타기
색칠하기

행복했던 옛 추억을 떠올리며, 마음을 담아 색칠해 보세요.

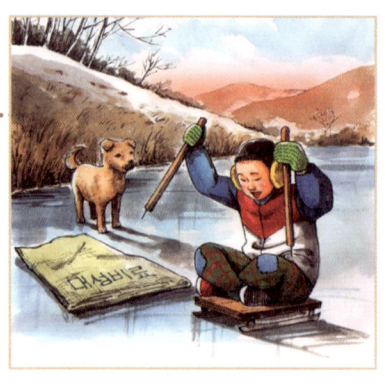

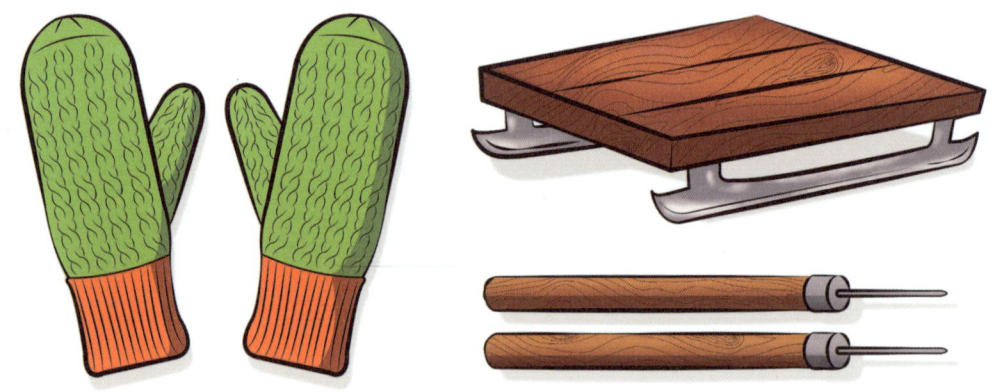

발갛게
달아오른 두 볼
꽁꽁 언 얼음 위
스윽스윽
미끄러지는 썰매
이렇게 하면
더 멀리 갈까?

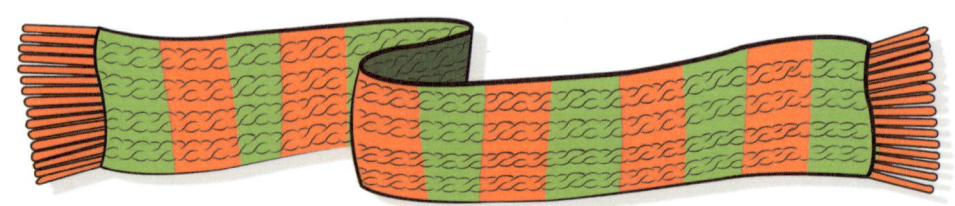

걸린 시간

_____ 분

_____ 초

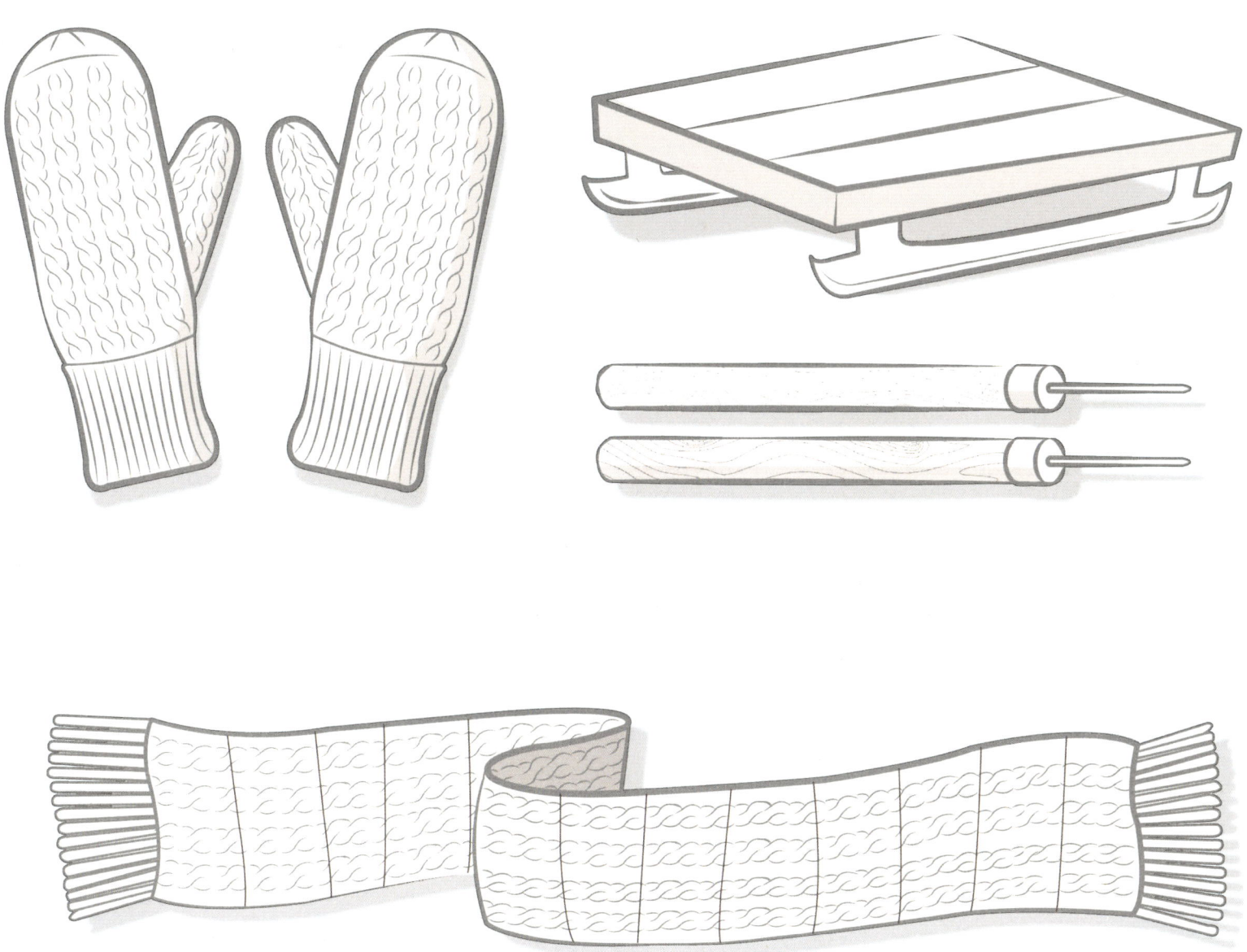

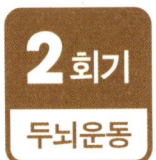

2회기
두뇌운동

숫자 인식하기

월 일

노릇노릇, 따뜻하고 고소한 계란말이예요. 접시에 계란말이가 모두 몇 개 있나요?

_______ 개

걸린 시간

_______ 분

_______ 초

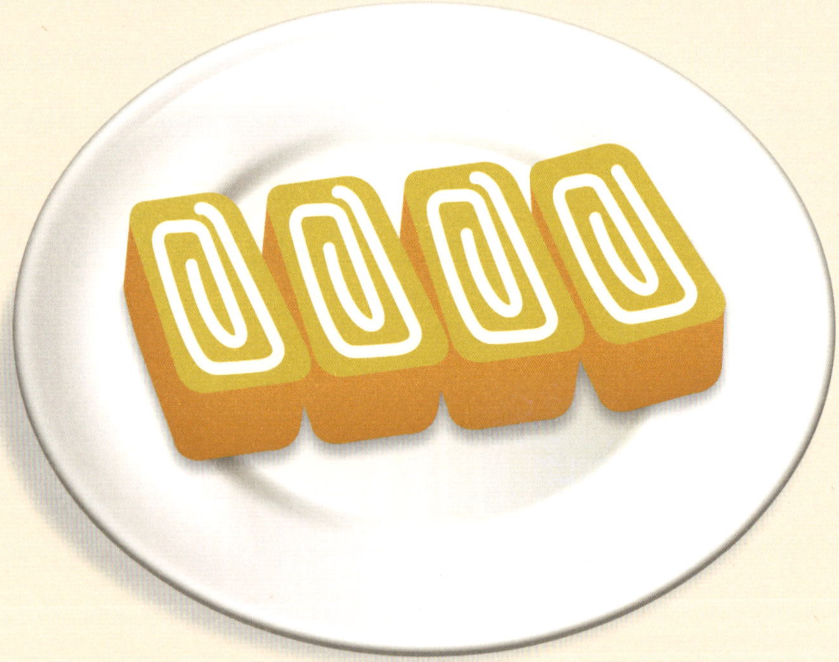

좋아하는 색으로 따라 그리기

2회기 연습하기

편안한 마음으로 손을 자유롭게 풀어 보세요.

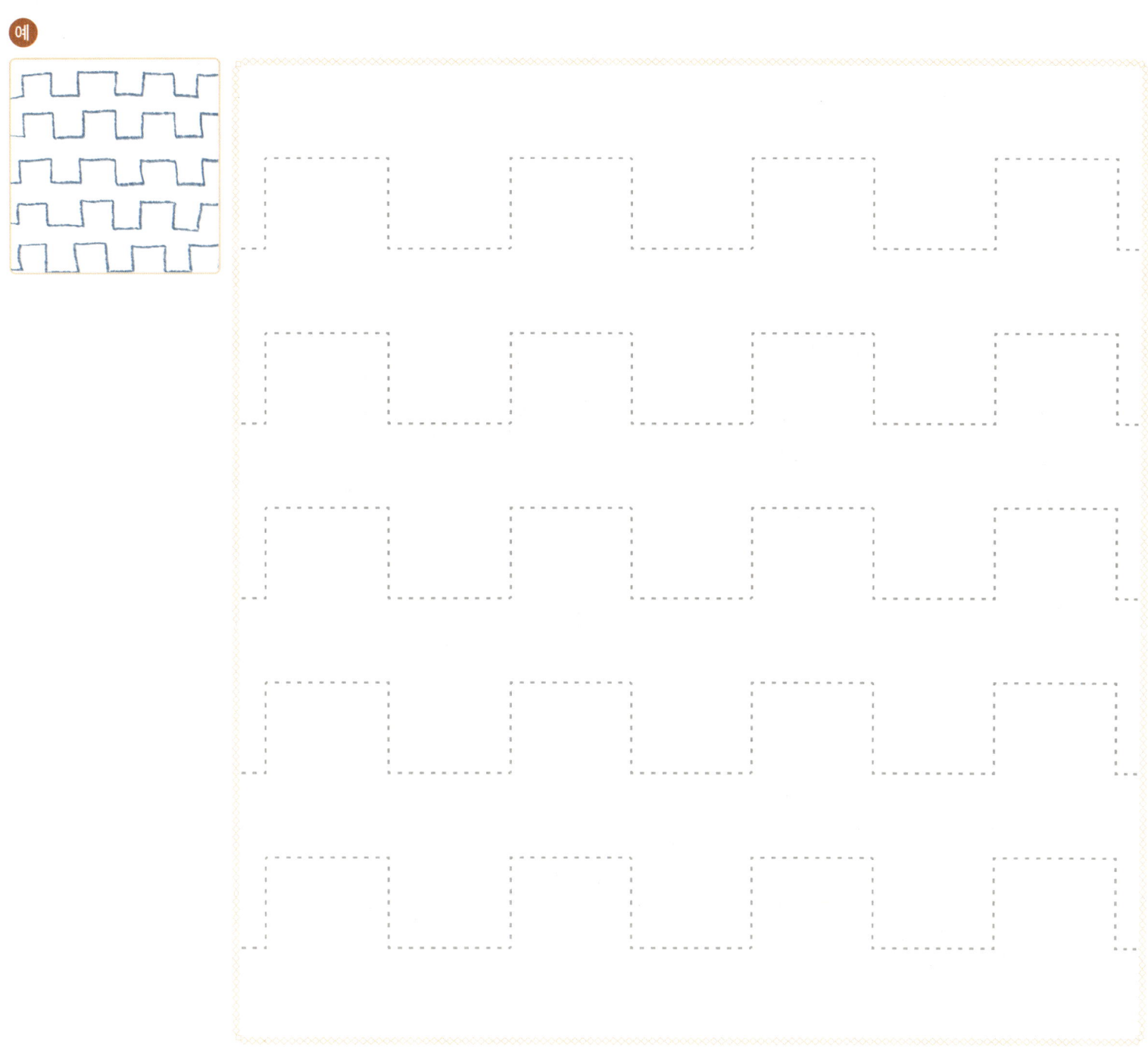

2회기 색칠하기

오줌싸개

행복했던 옛 추억을 떠올리며, 마음을 담아 색칠해 보세요.

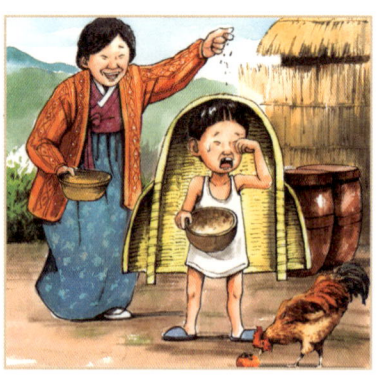

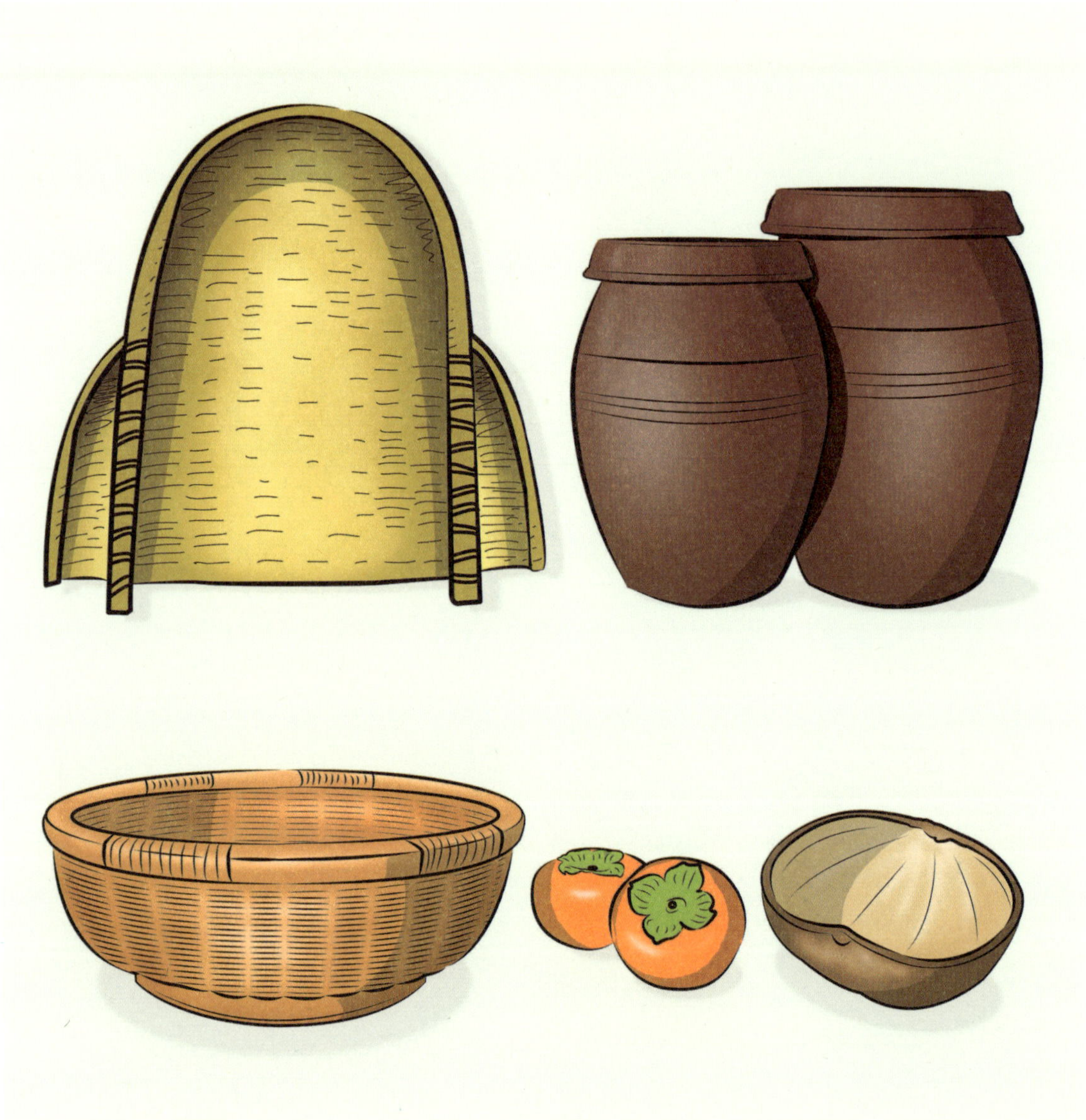

"글쎄,
여섯 살이나 된 놈이
오줌을 싸?"
"냉큼 일어나
소금 받아와!"
하하호호
아침부터 들리는
가족들의 웃음소리

걸린 시간

_____ 분

_____ 초

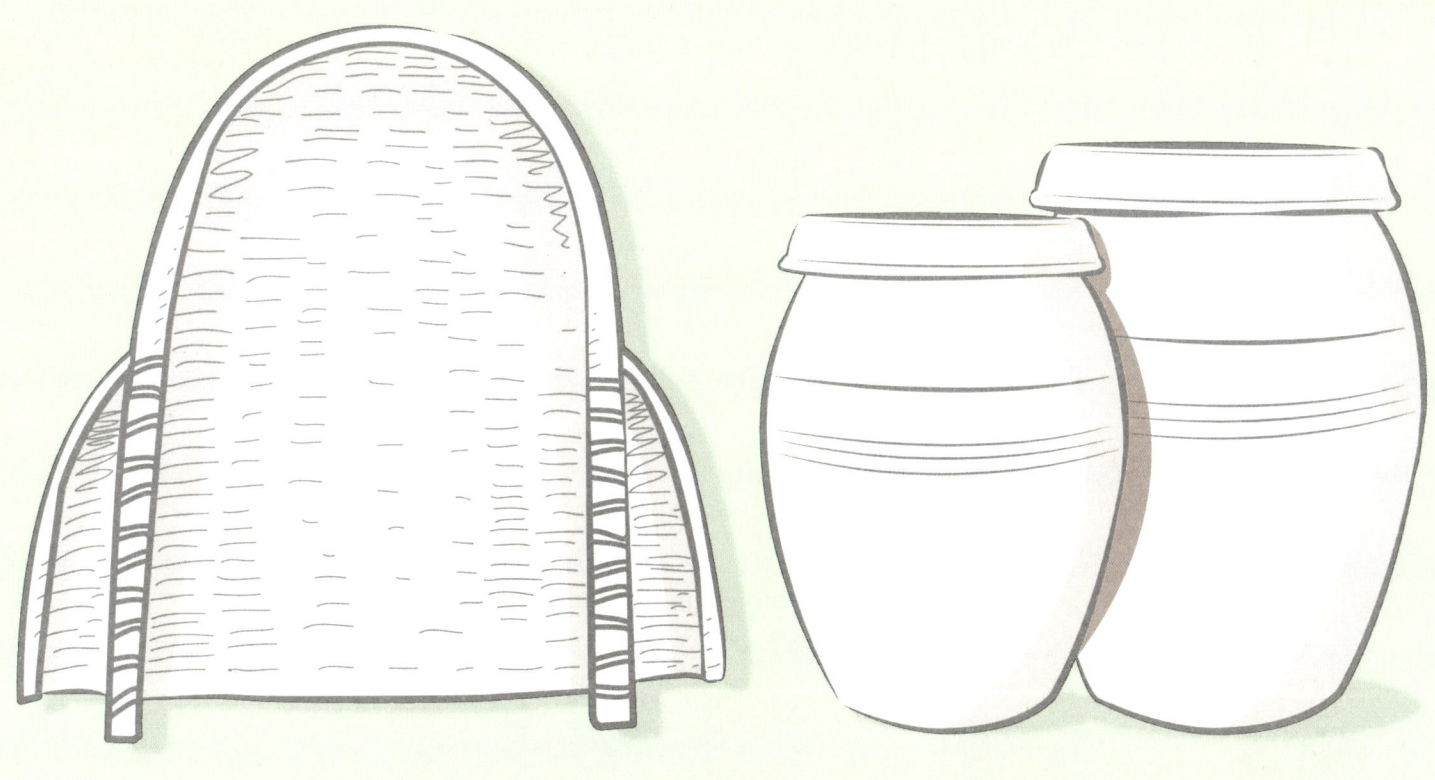
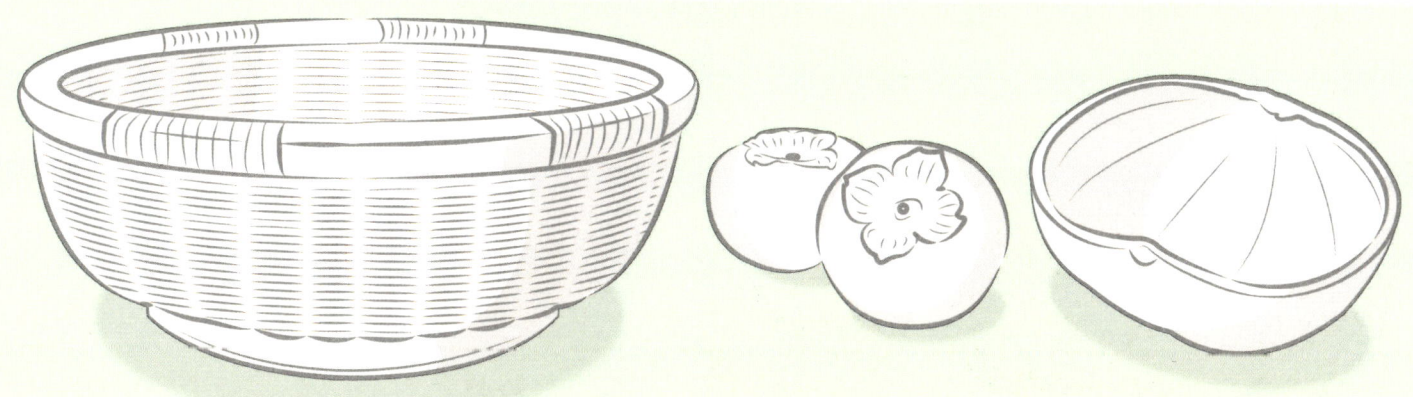

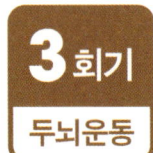

3 회기
두뇌운동

색깔 인식하기

월 일

3개가 나란히 같은 색으로 연결된 것을 선으로 이어 보세요. 무슨 색인가요?

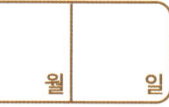

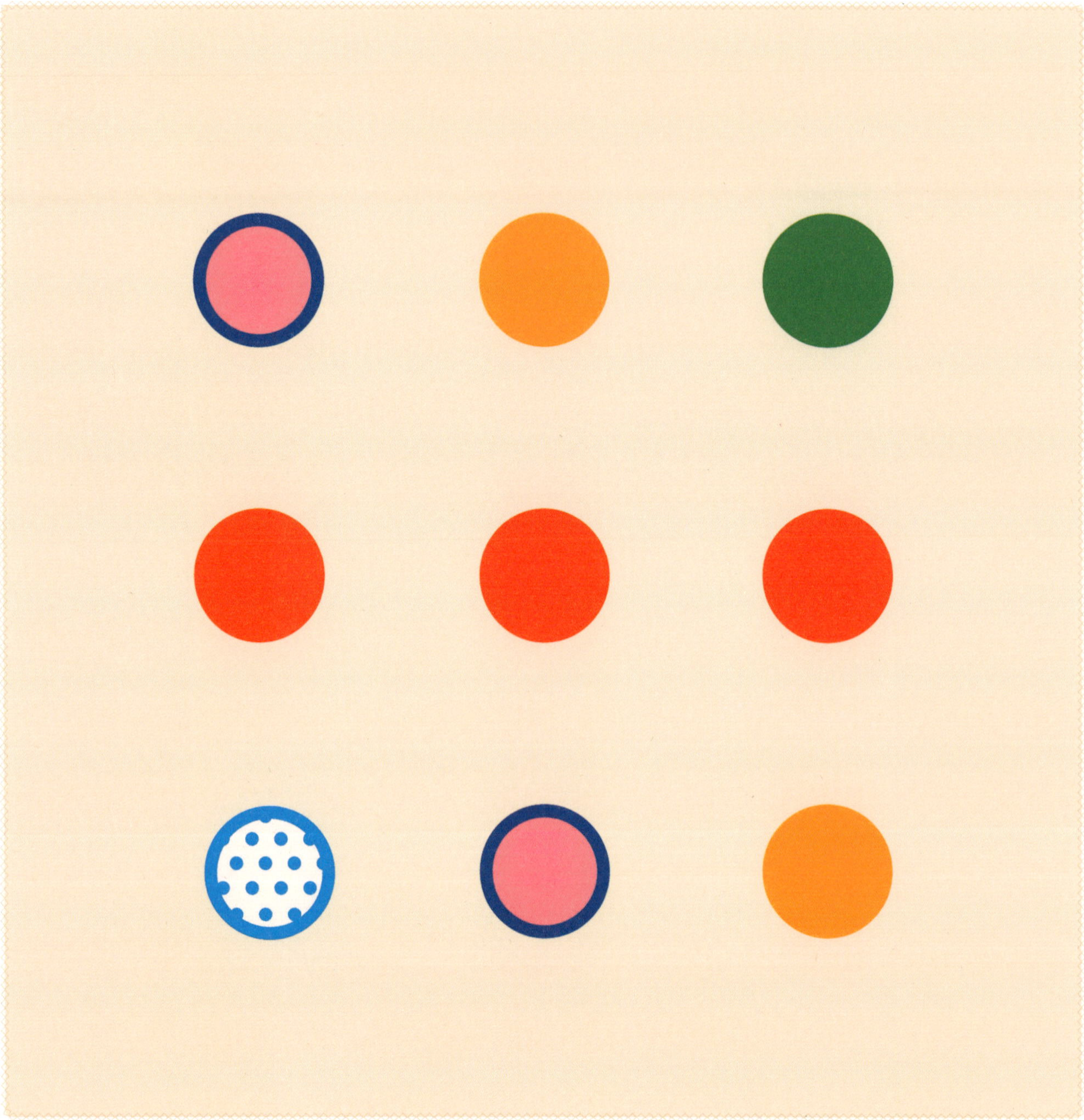

_______ 색

걸린 시간

_______ 분

_______ 초

수평선과 수직선 그려 보기

3회기 연습하기

편안한 마음으로 손을 자유롭게 풀어 보세요.

예
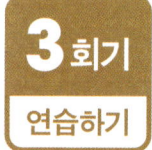

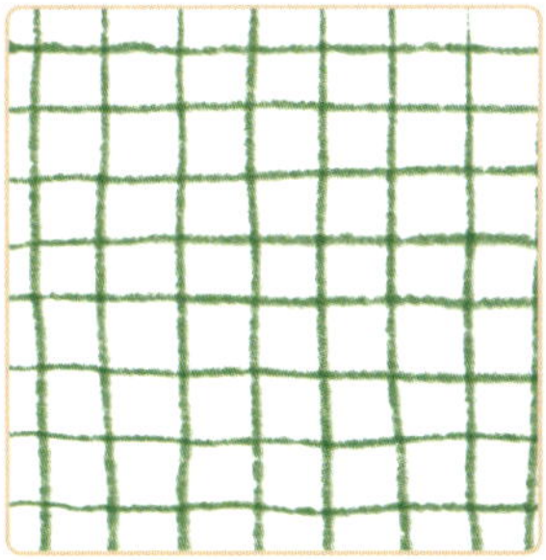

3회기 색칠하기 : 말뚝박기

행복했던 옛 추억을 떠올리며, 마음을 담아 색칠해 보세요.

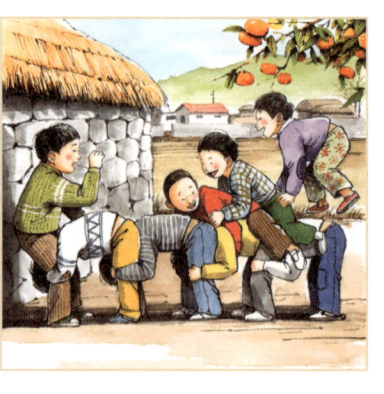

머리를 박은 채
거꾸로 보는 세상
가위바위보 한 판에
희비가 엇갈리네
보고 싶은 나의 벗들
어디서 무얼 하나?

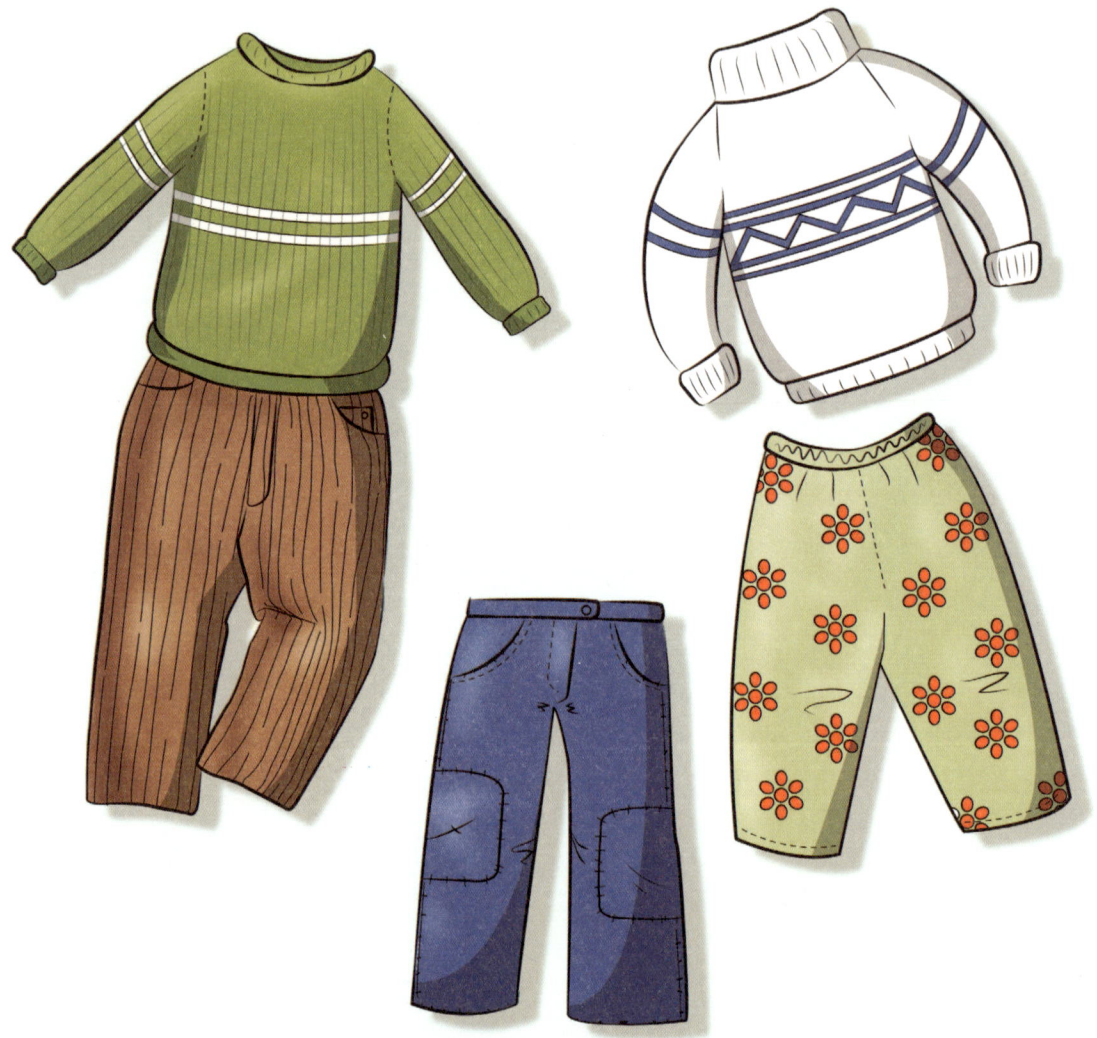

걸린 시간

_____ 분

_____ 초

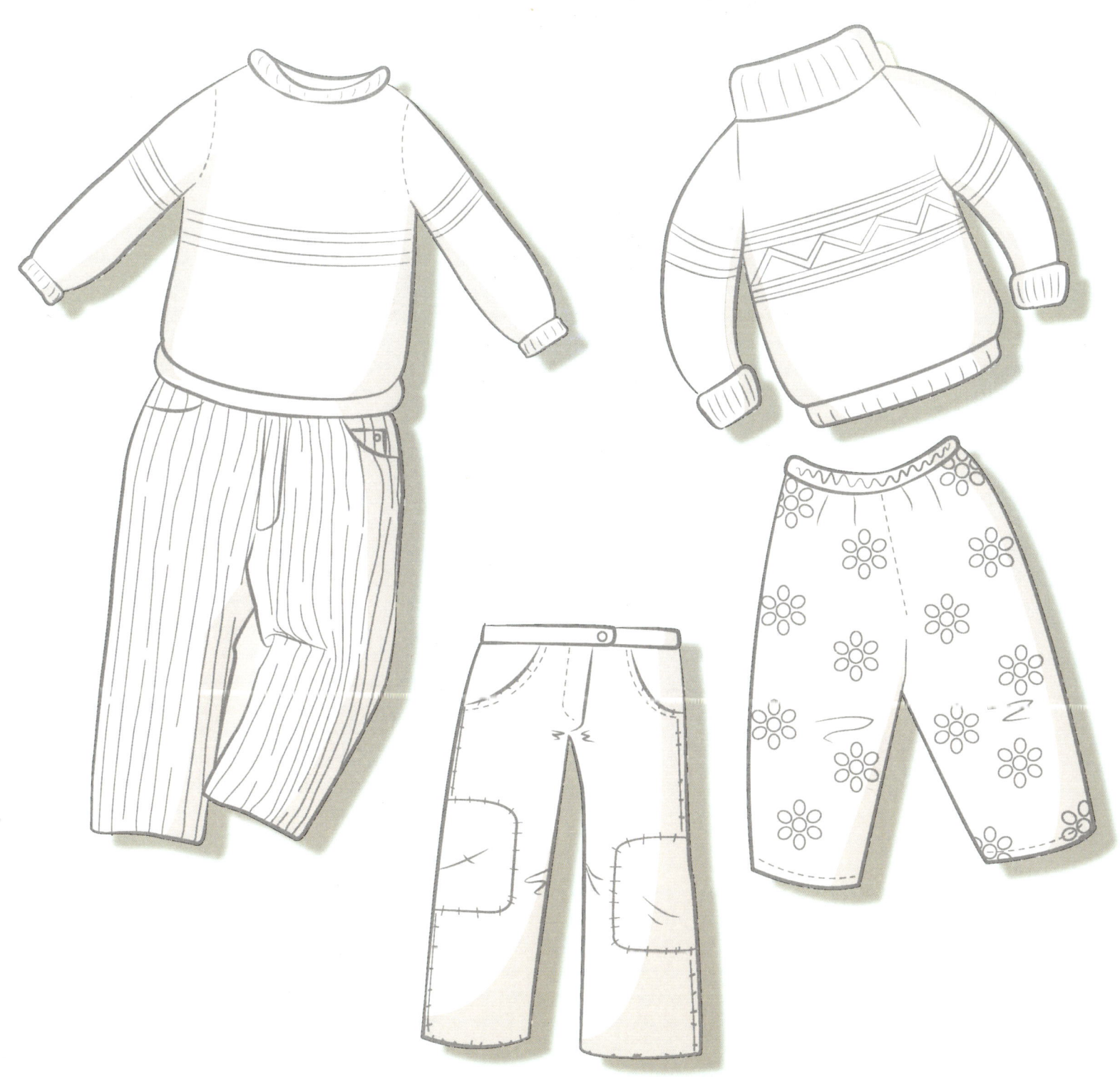

'유년기' 마무리 소감 나누기

아래의 그림들을 색칠하면서 어떤 기분이 드셨나요? 어려웠던 점이나 기분 좋았던 순간, 떠오르는 사람 등등 자유롭게 이야기해 주세요.

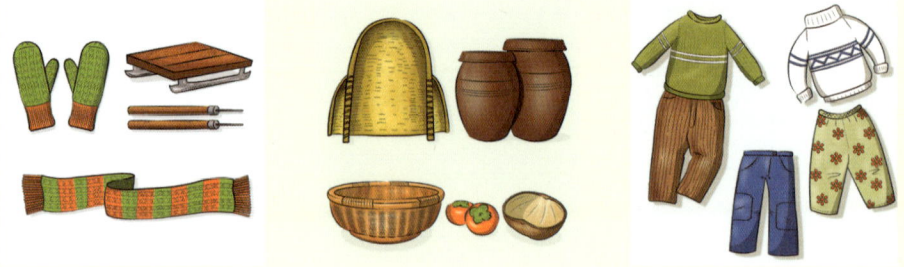

나의 유년기를 회상하며, 아래의 공간을 채워 봅시다. 편지를 써도 좋고 그림을 그리셔도 좋습니다.

2장

청년기

빵집 | 해수욕장 | 나의 군대생활

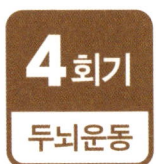

4회기 숫자 인식하기

두뇌운동

다음의 시간 읽기 문제를 풀어 보세요.

[문제 1] 아래의 시간에 맞도록 긴 바늘과 짧은 바늘을 그려 보세요.

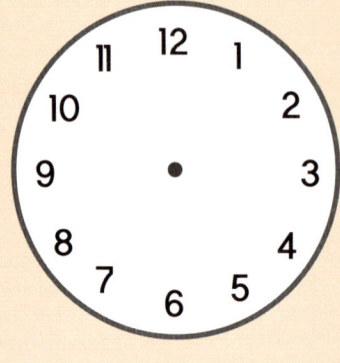

3시

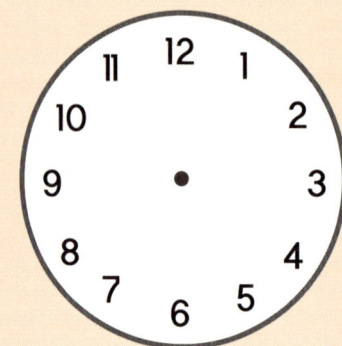

8시

[문제 2] 아래의 시계는 각각 몇 시인지 적어 보세요.

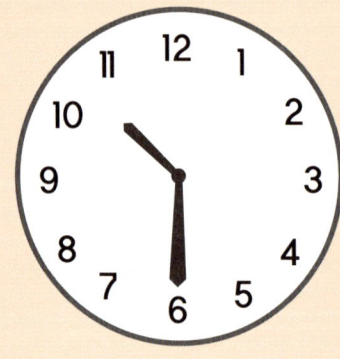

_____시 _____분

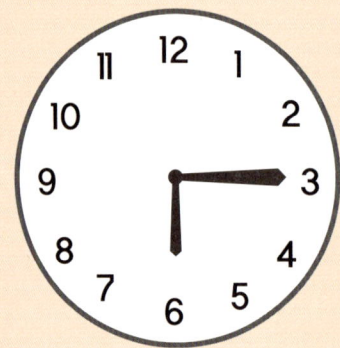

_____시 _____분

걸린 시간

_____ 분

_____ 초

거미줄 모양으로 따라 그리기

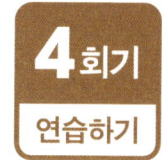

편안한 마음으로 손을 자유롭게 풀어 보세요.

4회기 연습하기

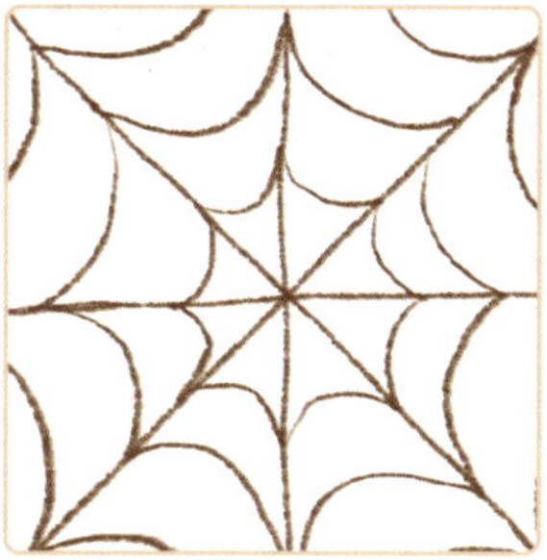

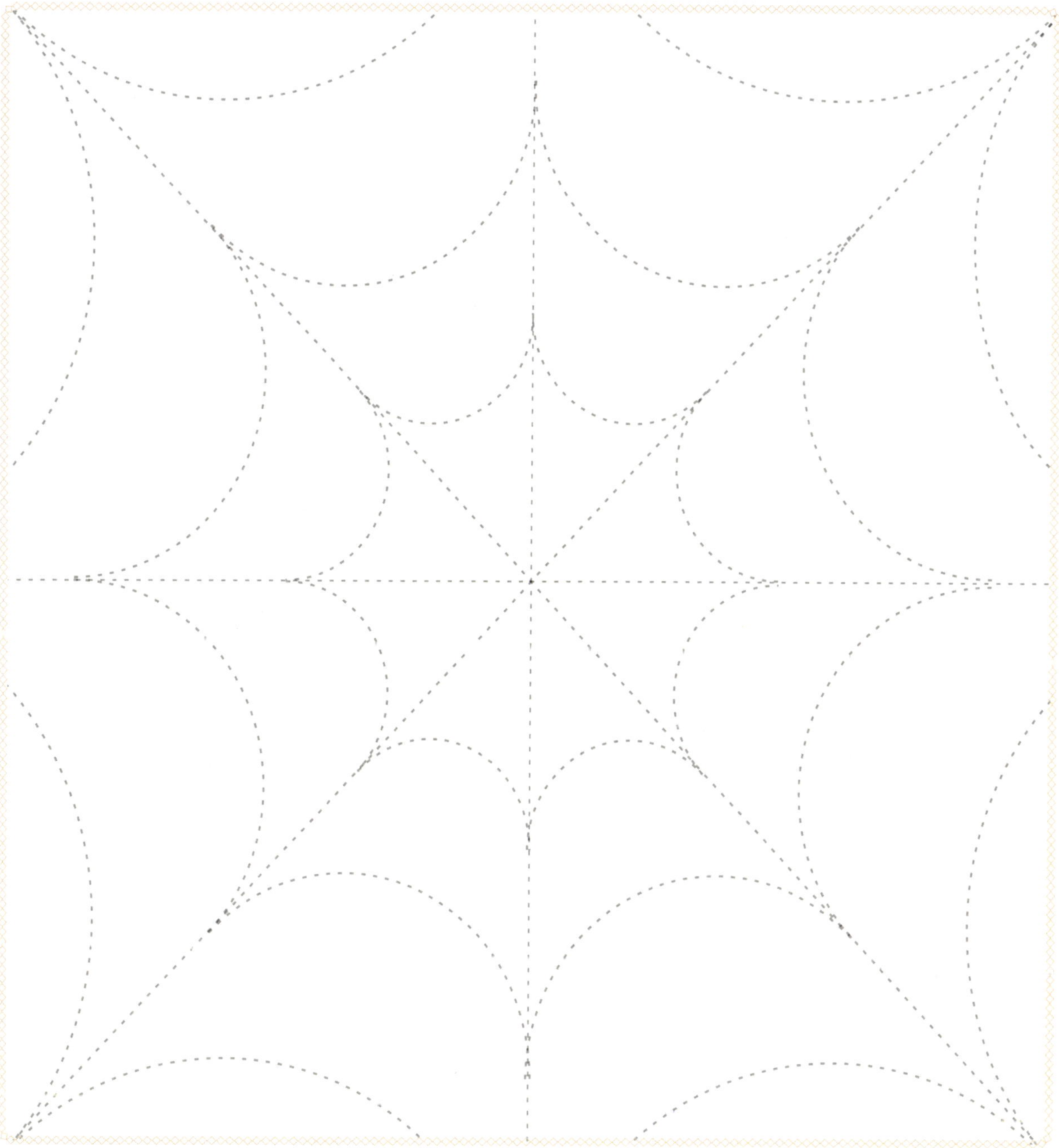

4회기 빵집
색칠하기

행복했던 옛 추억을 떠올리며, 마음을 담아 색칠해 보세요.

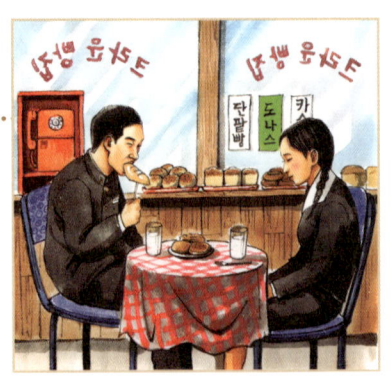

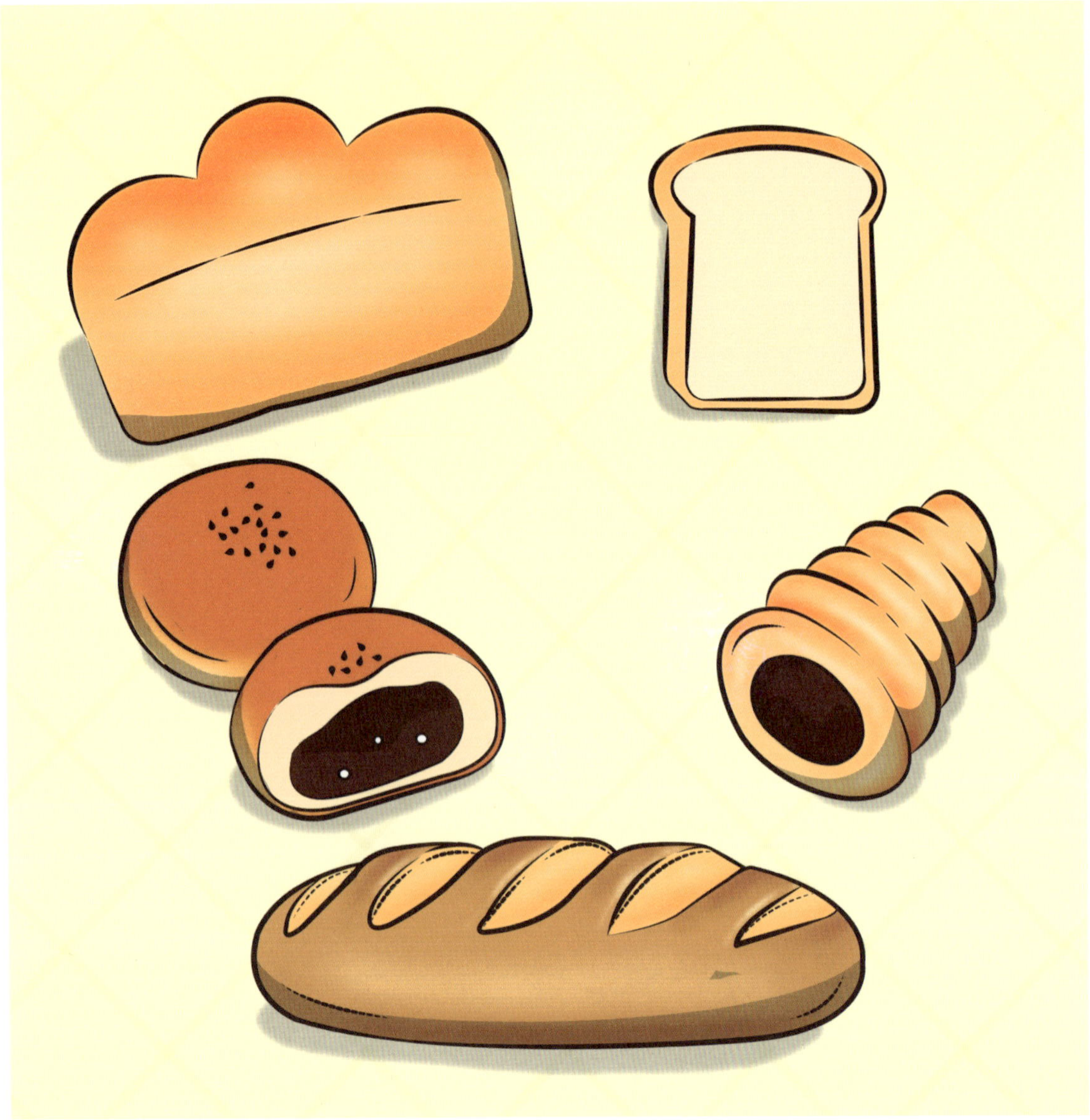

꾹꾹 눌러 담았던,
당신이 좋다는
말 한마디가
그렇게 어려워서
우걱우걱
목 메이게 빵만
그리 먹었다지

걸린 시간

_____ 분

_____ 초

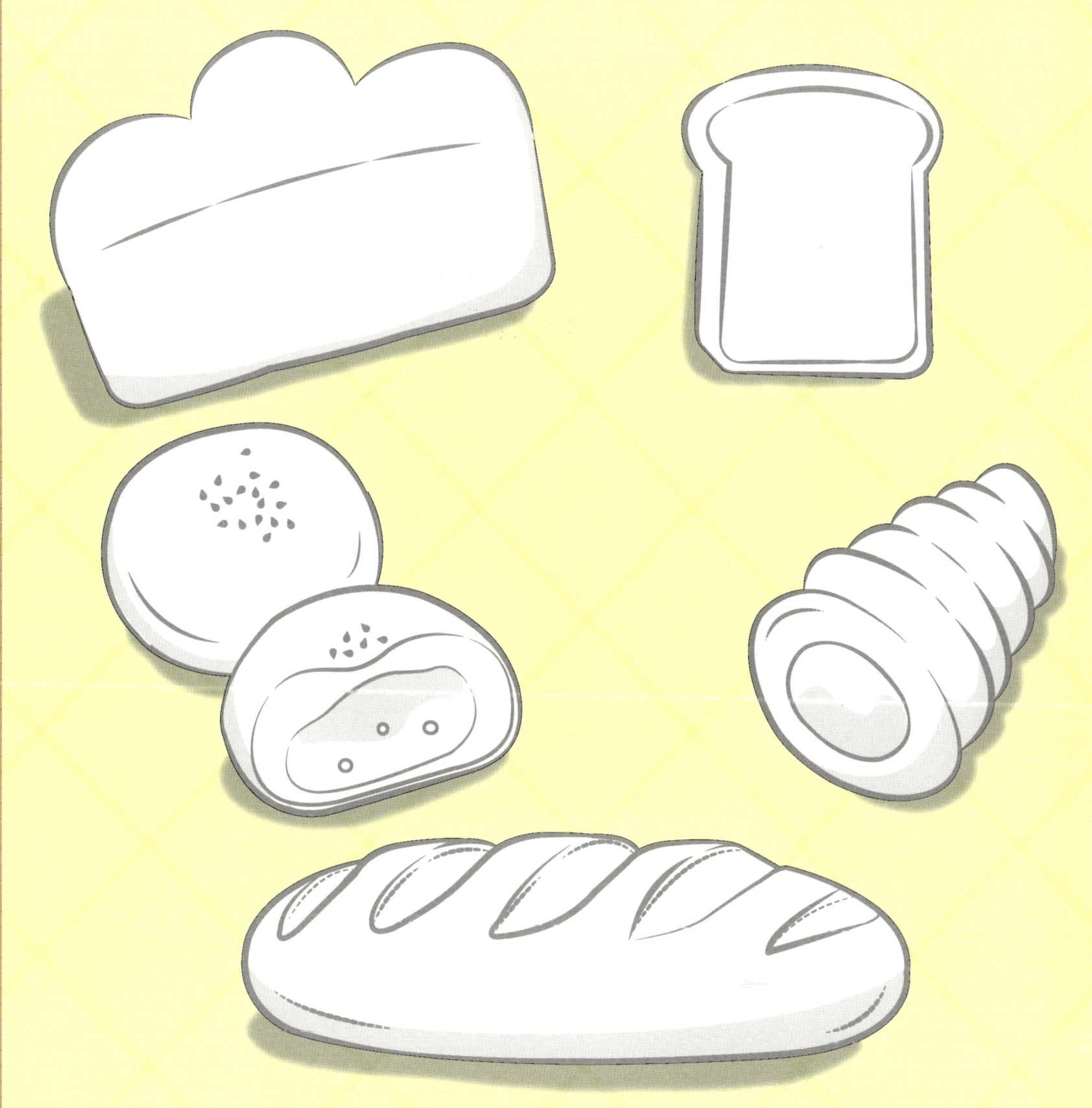

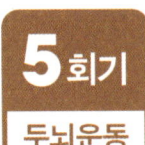

미로 찾기

5회기 두뇌운동

빨간 자동차를 타고 노란 표지판이 있는 곳까지 가 보세요.

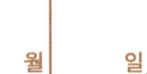
월 일

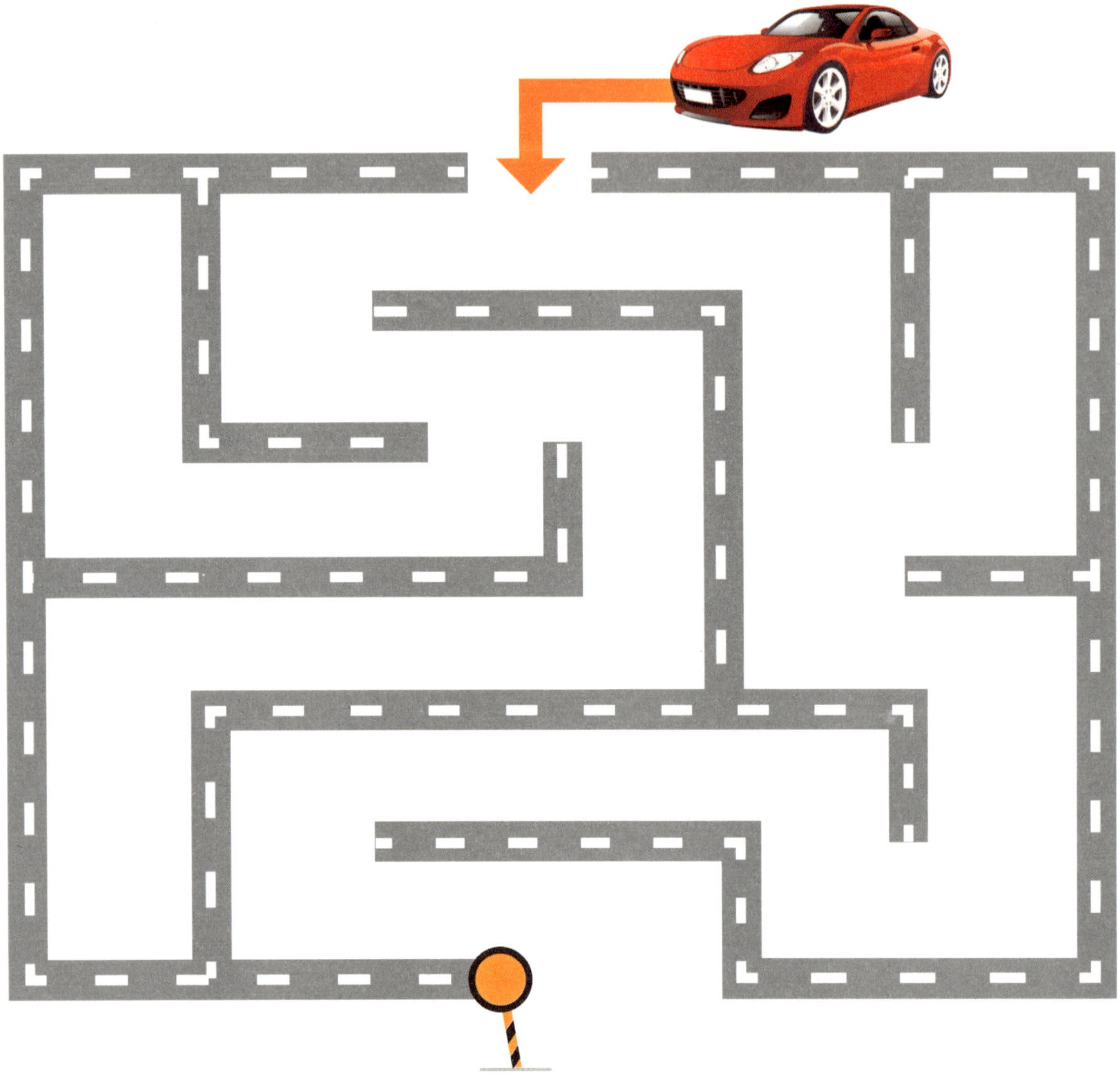

걸린 시간

_____ 분

_____ 초

곡선을 따라 그리기

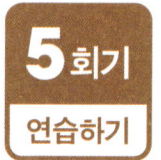

5회기 연습하기

편안한 마음으로 손을 자유롭게 풀어 보세요.

예

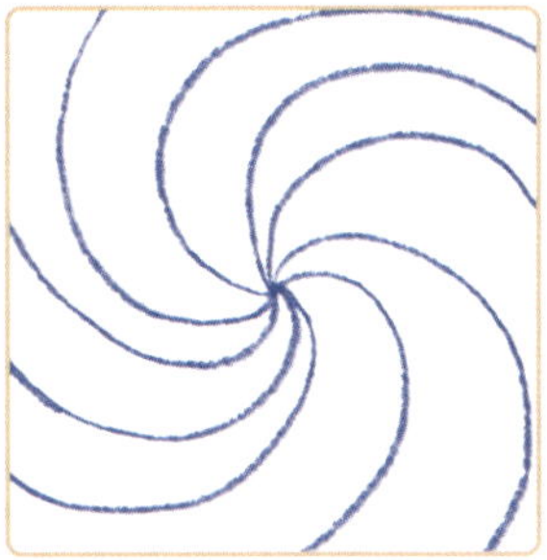

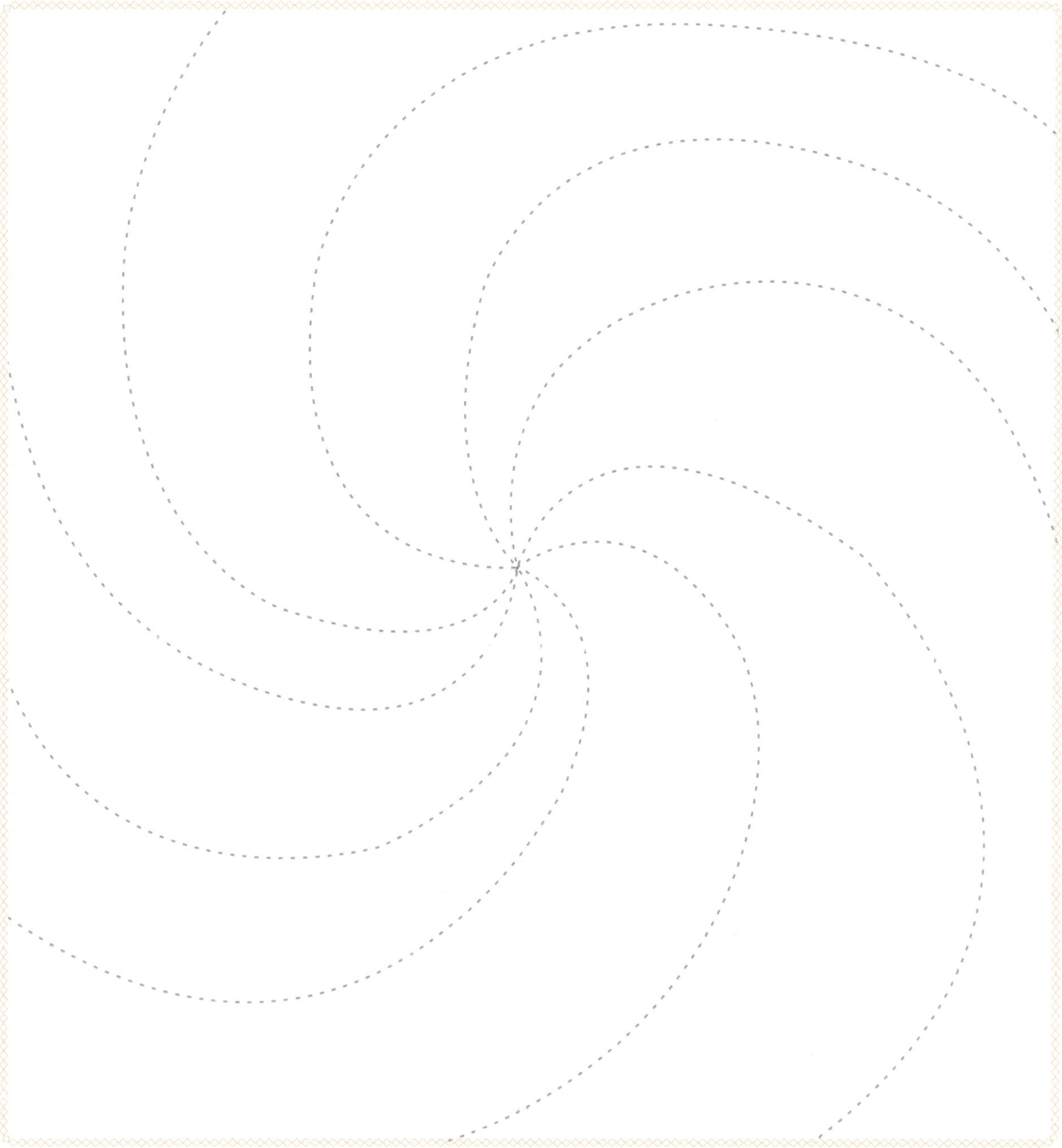

5회기 색칠하기 — 해수욕장

행복했던 옛 추억을 떠올리며, 마음을 담아 색칠해 보세요.

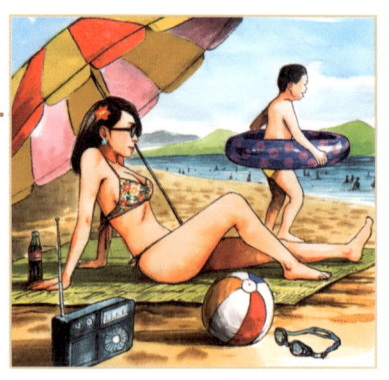

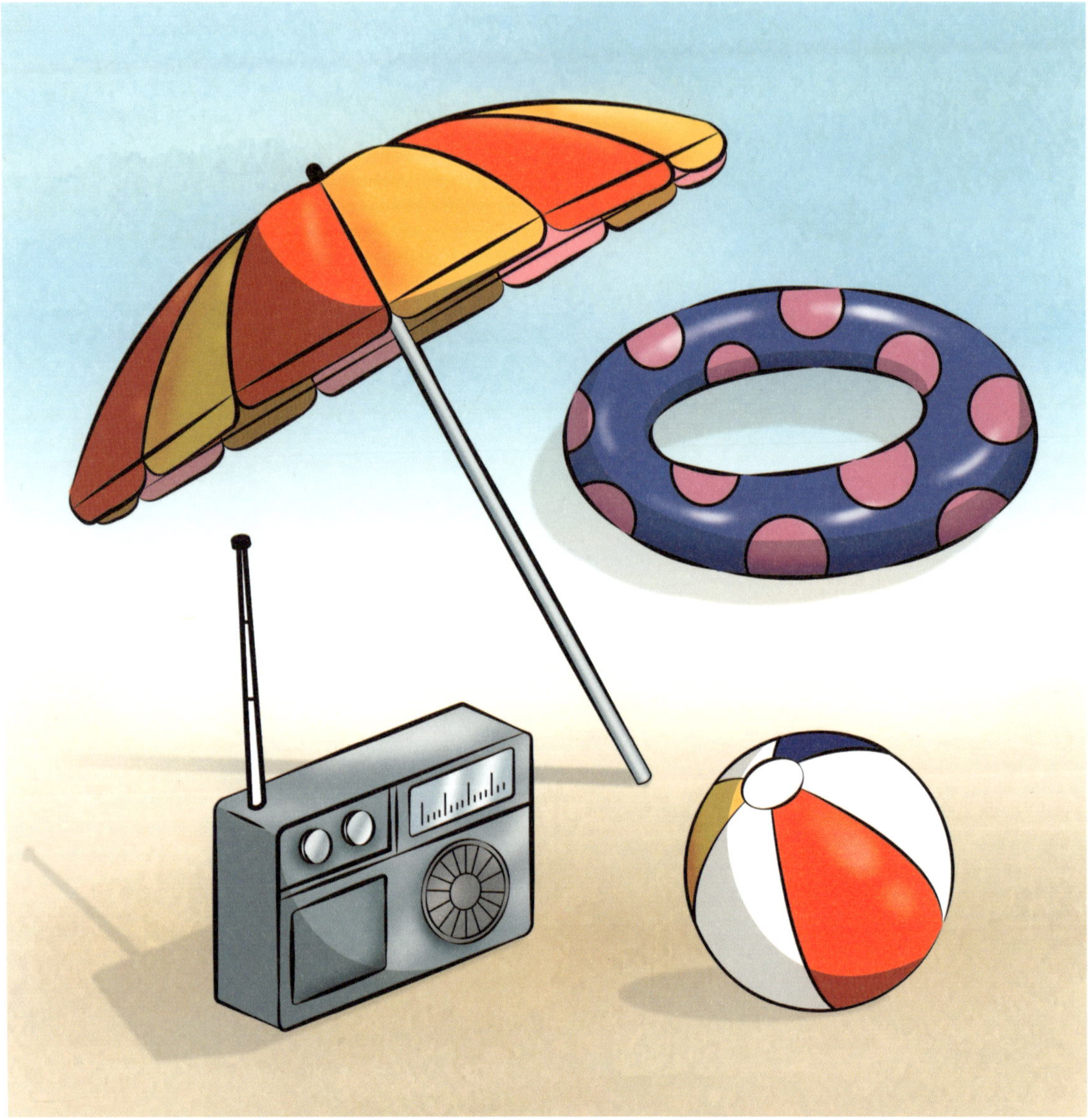

뜨거운 모래밭 위
돗자리 깔고 즐기는
한 자락의 여유
당신과 함께하니
더없이 좋은 이 순간

걸린 시간
_____ 분
_____ 초

40

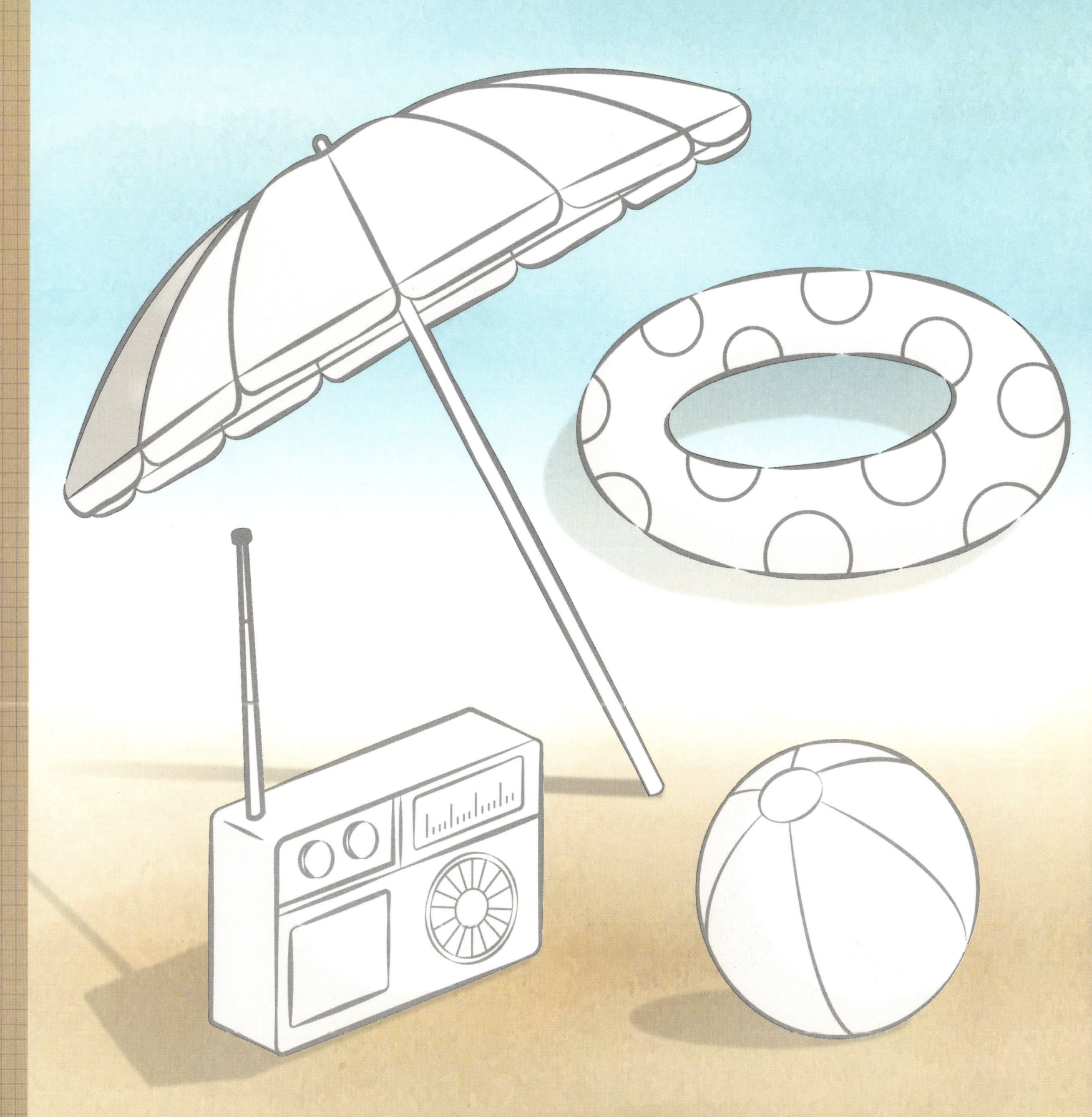

6회기 두뇌운동 — 글자와 형태 인식하기

'밥'이라는 글자의 자음과 모음에 동그라미 치고, 관련이 **없는** 사진을 찾아보세요.

밥

ㅇ	ㄷ	ㅂ	ㅎ
ㅏ	ㅑ	ㅗ	ㄱ
ㅈ	ㅍ	ㅌ	ㅂ

① 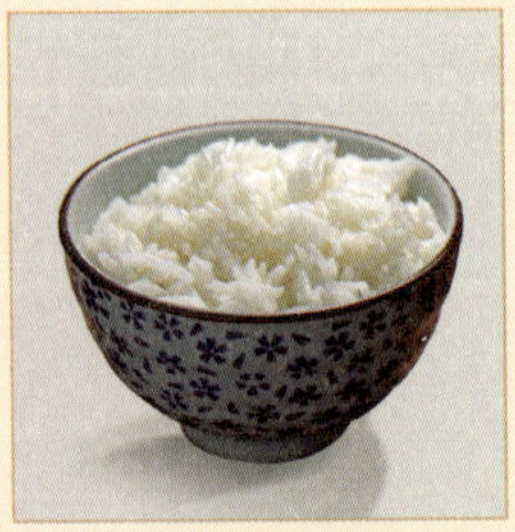 ② 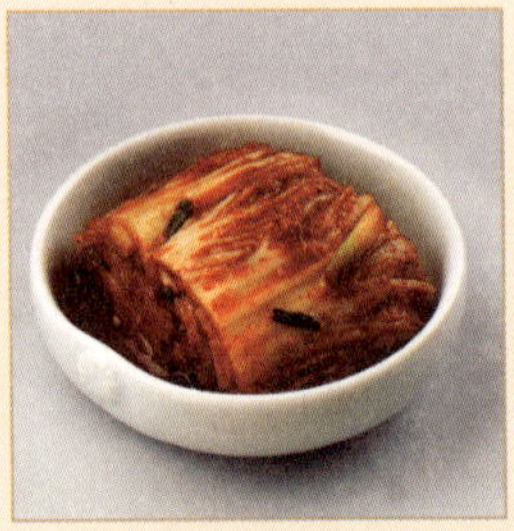 ③ 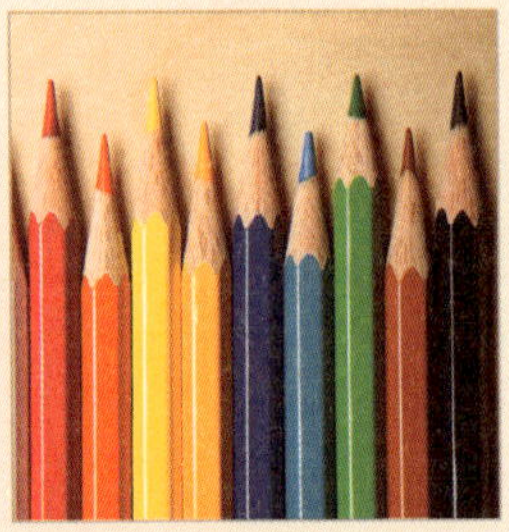 ④

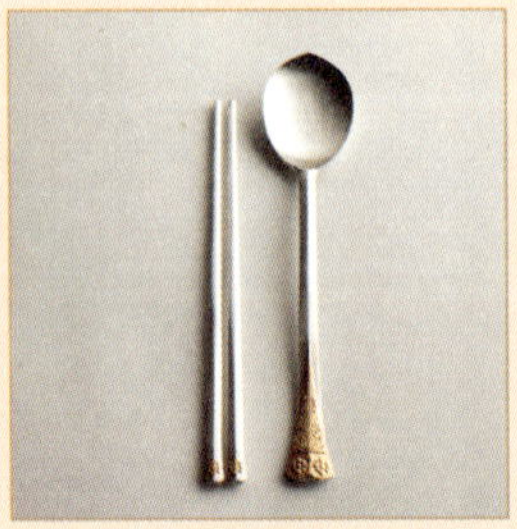

걸린 시간 _____ 분 _____ 초

지그재그선으로 그리기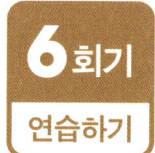

편안한 마음으로 손을 자유롭게 풀어 보세요.

예
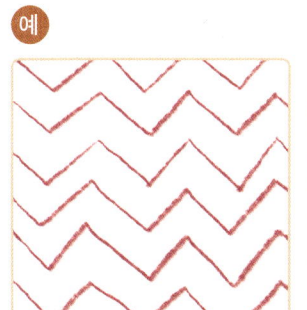

6회기 색칠하기 — 나의 군대생활

행복했던 옛 추억을 떠올리며, 마음을 담아 색칠해 보세요.

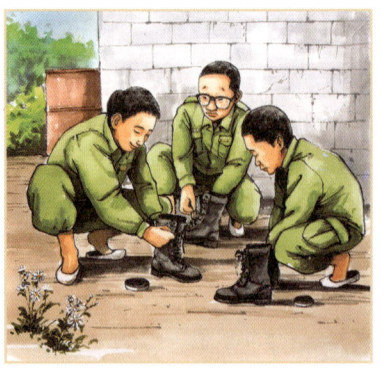

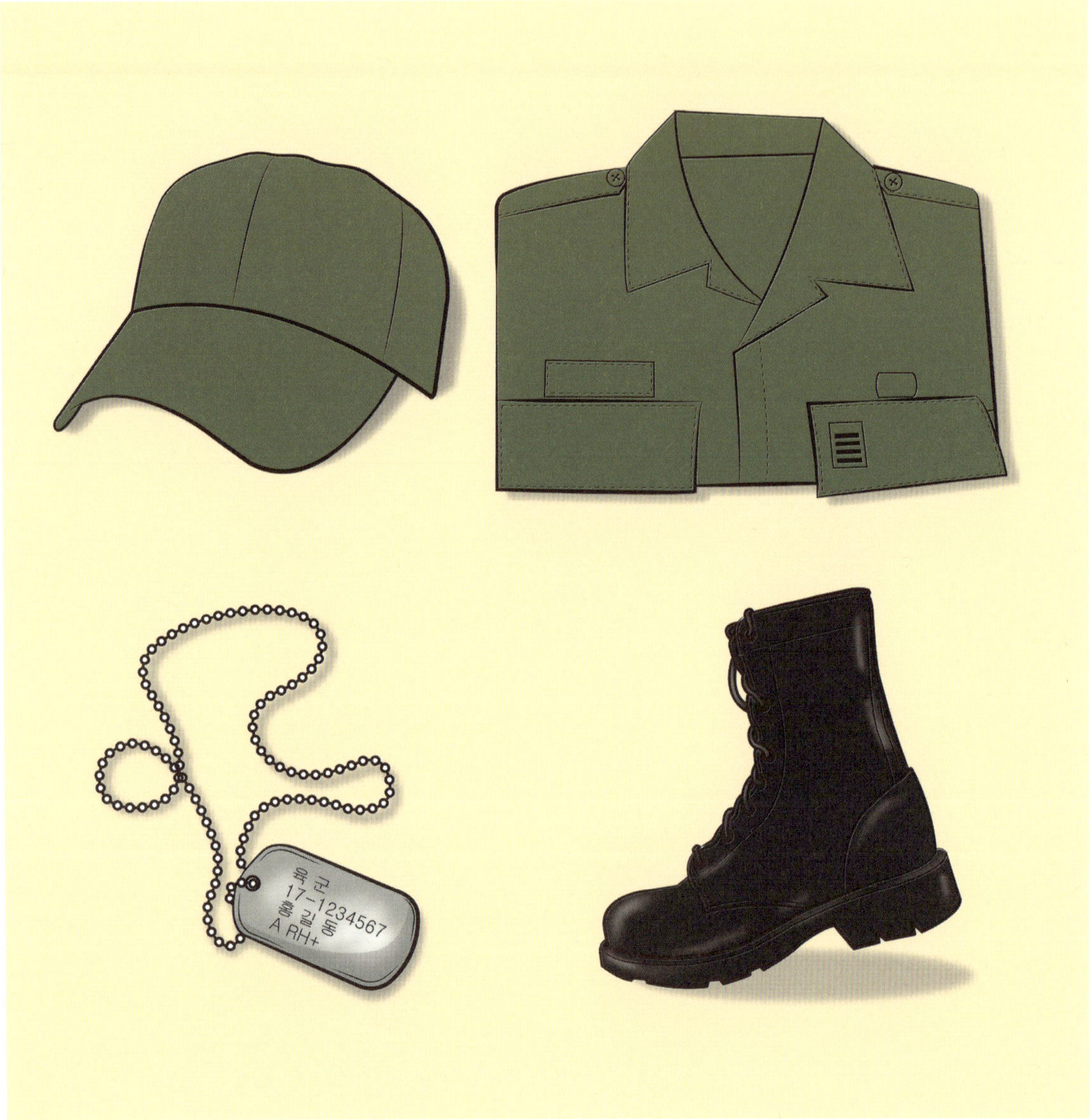

두근두근 면회 준비
여자친구 온단 소식에
내무반이 들썩들썩
하아- 하아- 입김 불며
광 나도록 닦는 전투화

걸린 시간

_____ 분

_____ 초

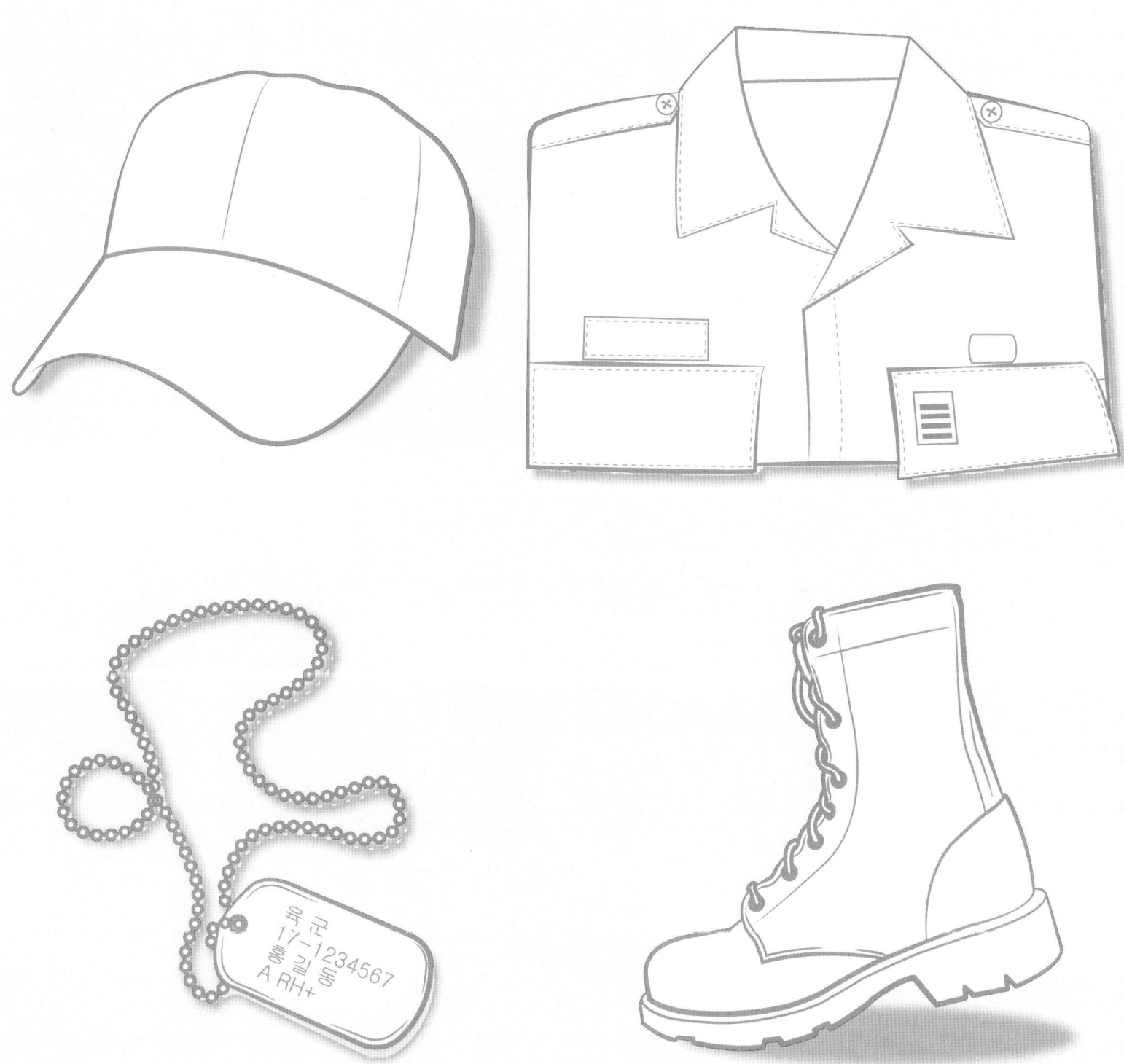

'청년기' 마무리 소감 나누기

아래의 그림들을 색칠하면서 어떤 기분이 드셨나요? 어려웠던 점이나 기분 좋았던 순간, 떠오르는 사람 등등 자유롭게 이야기해 주세요.

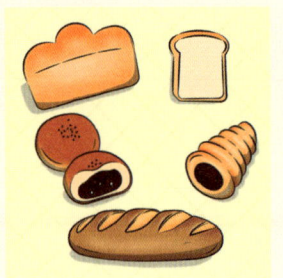 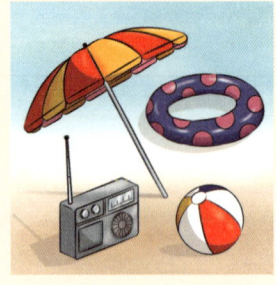 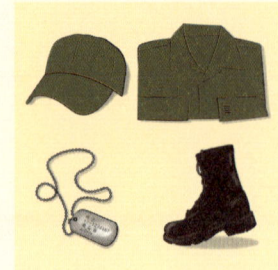

나의 청년기를 회상하며, 아래의 공간을 채워 봅시다. 편지를 써도 좋고 그림을 그리셔도 좋습니다.

3장

장년기

담배 | 낚시 | 장기

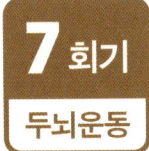

7 회기
두뇌운동

형태와 색깔 인식하기

월 일

단풍잎과 은행잎, 도토리가 있습니다. 서로 맞는 것끼리 짝지어 보세요.

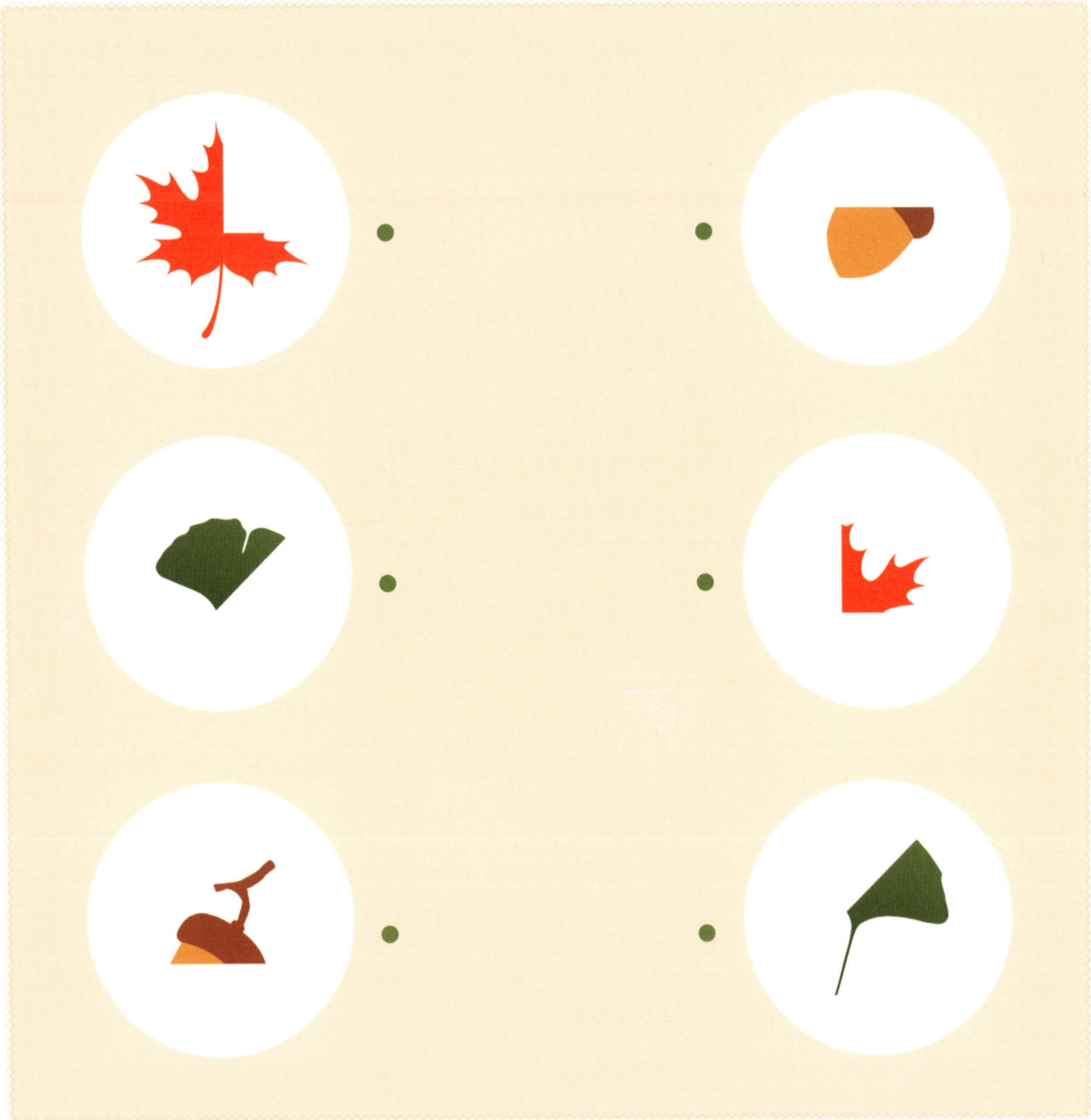

걸린 시간
분
초

면을 수평선으로 색칠하기

7 회기
연습하기

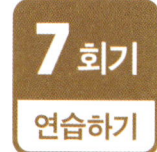

편안한 마음으로 손을 자유롭게 풀어 보세요.

예

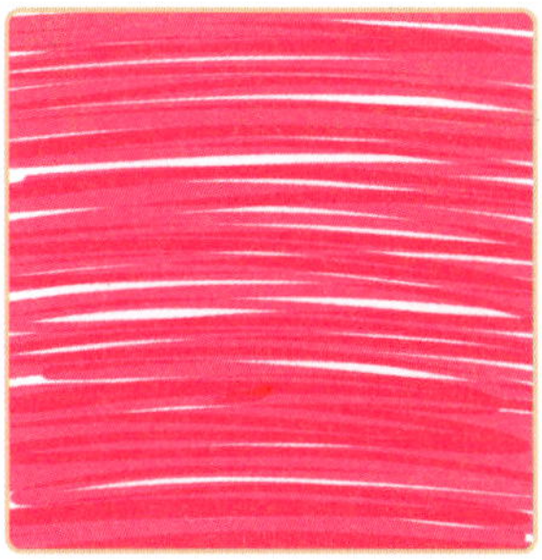

7회기 색칠하기 — 담배

행복했던 옛 추억을 떠올리며, 마음을 담아 색칠해 보세요.

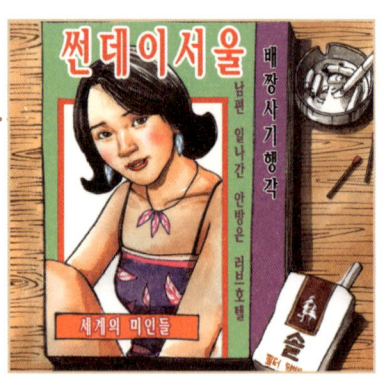

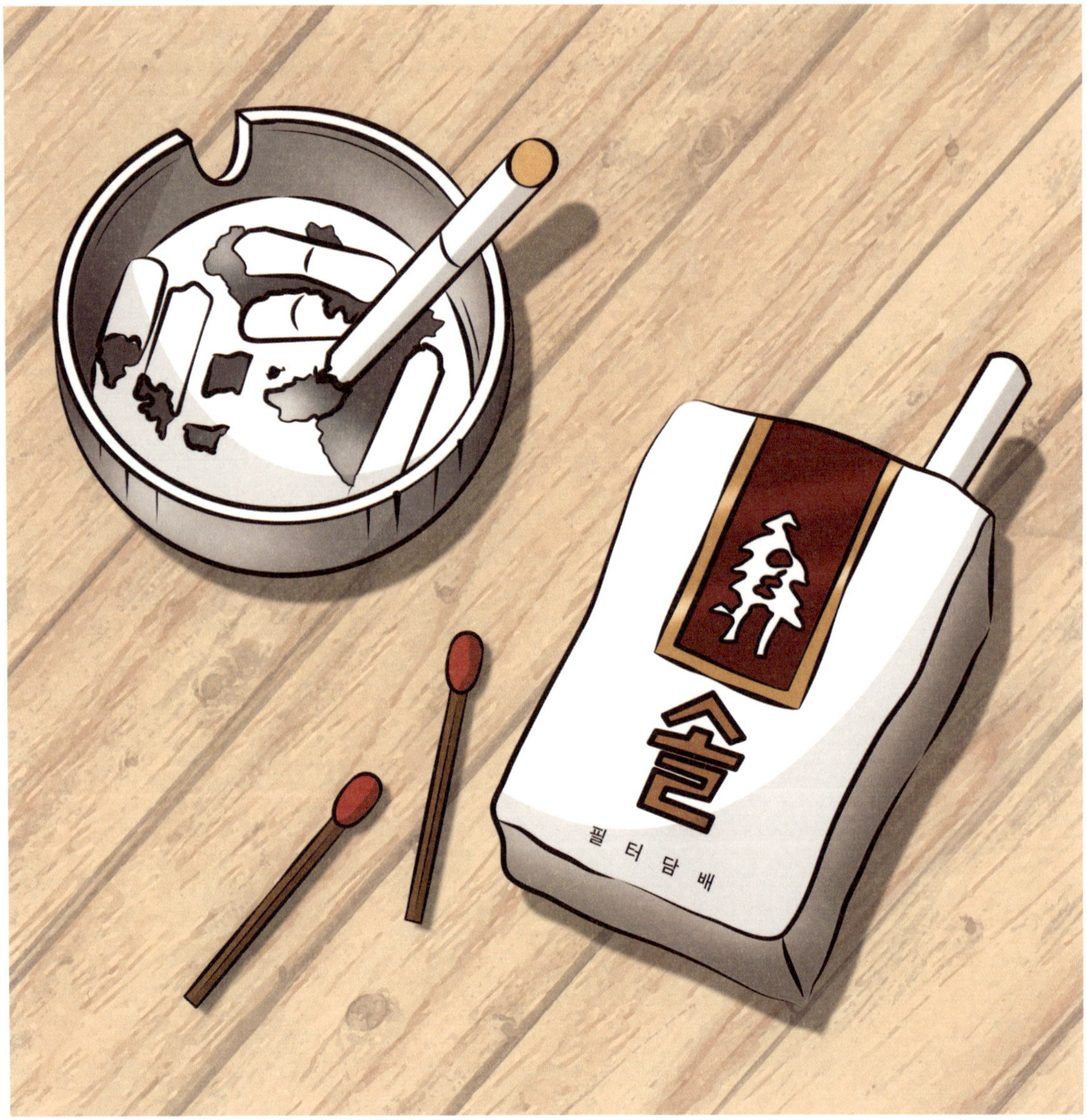

새침한 여인의
표정이 놓인
다방 한 켠
마음은 두근두근
다리는 흔들흔들
그렇게 책장은
술술 넘어가네

걸린 시간

_____ 분

_____ 초

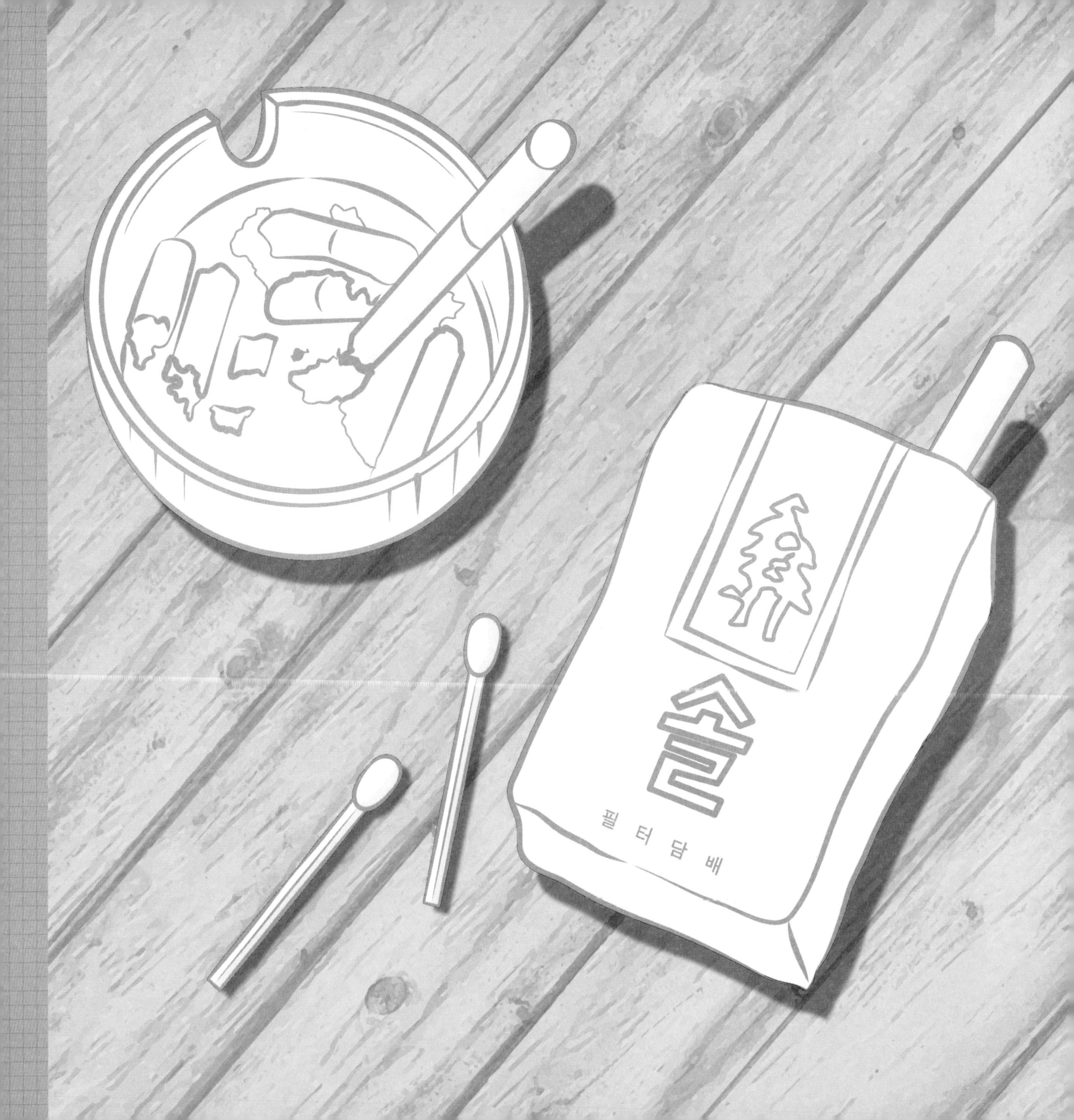

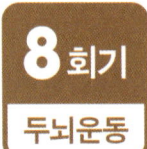

8 회기

두뇌운동

공간 지각력과 형태 인식하기

월 일

먹음직스러운 음식이 많지요? ①~⑤번 보기 중 그림에 **없는** 음식은 무엇일까요?

① ② ③ ④ ⑤

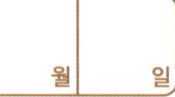

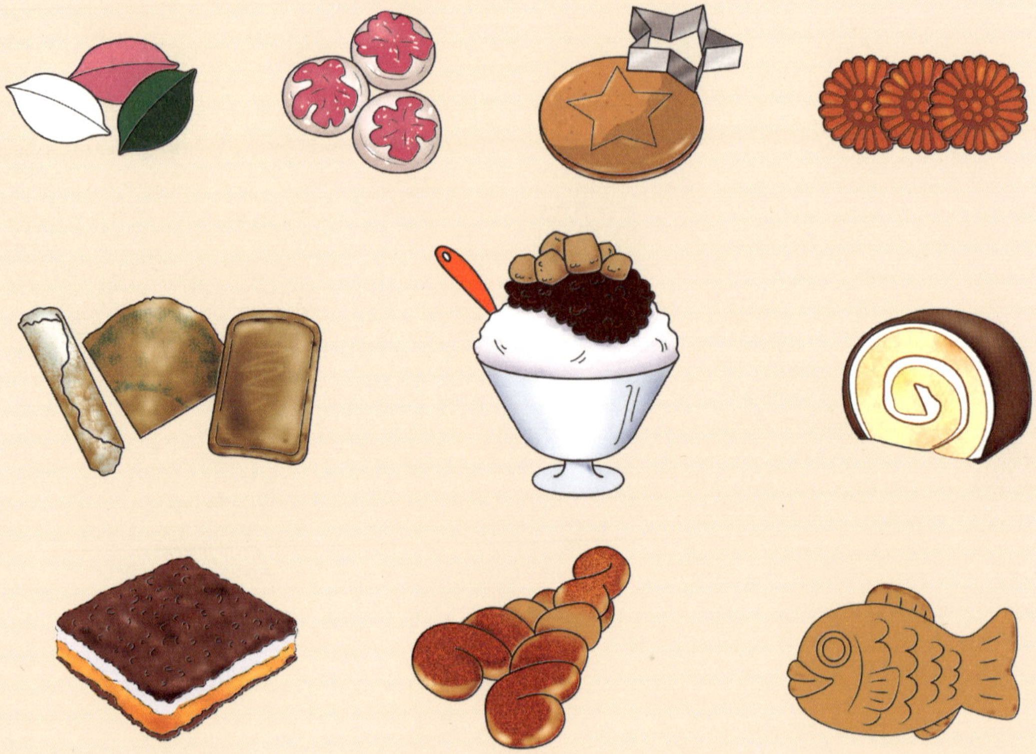

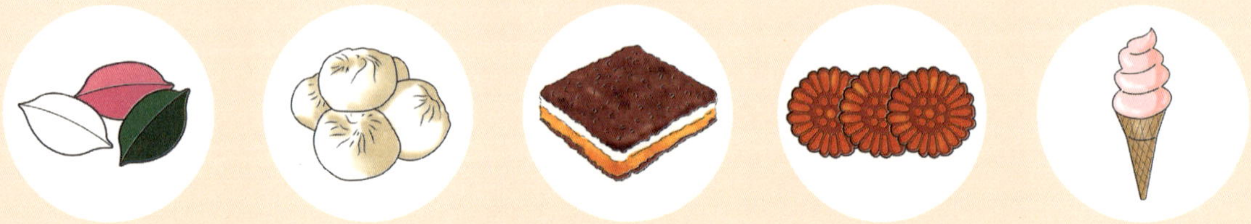

걸린 시간

_______ 분

_______ 초

색의 단계를 나누어 색칠하기

8회기
연습하기

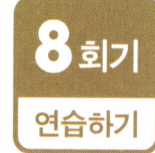

편안한 마음으로 손을 자유롭게 풀어 보세요.

8회기 색칠하기: 낚시

행복했던 옛 추억을 떠올리며, 마음을 담아 색칠해 보세요.

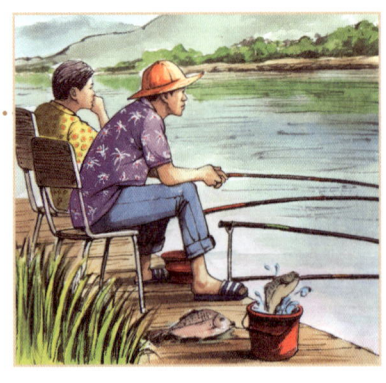

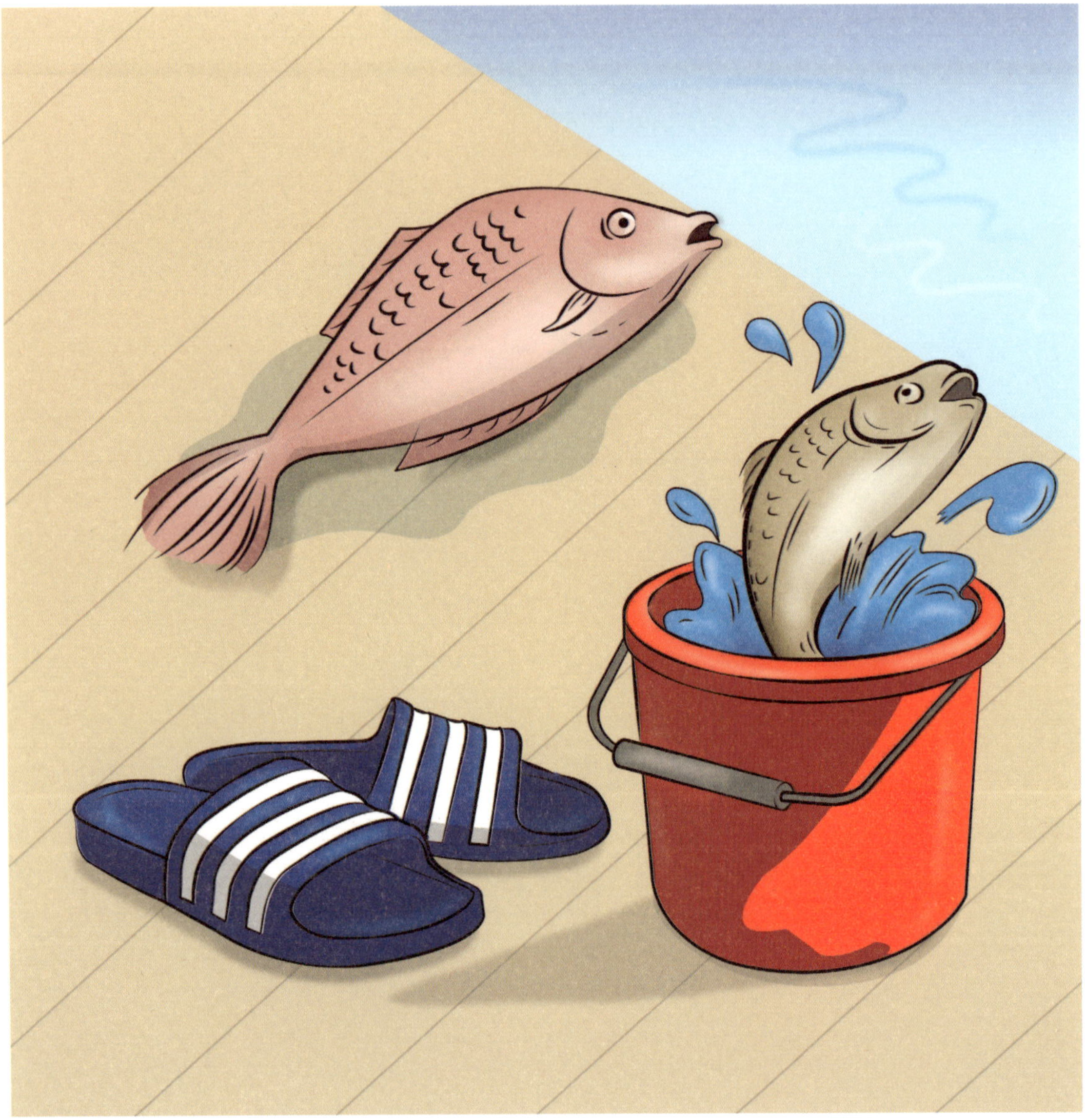

고요한 적막 속
오직 너와 나의
숨만 있는 이 공간
물어라 물어라
힘차게
들어올려 주마

걸린 시간

_____ 분

_____ 초

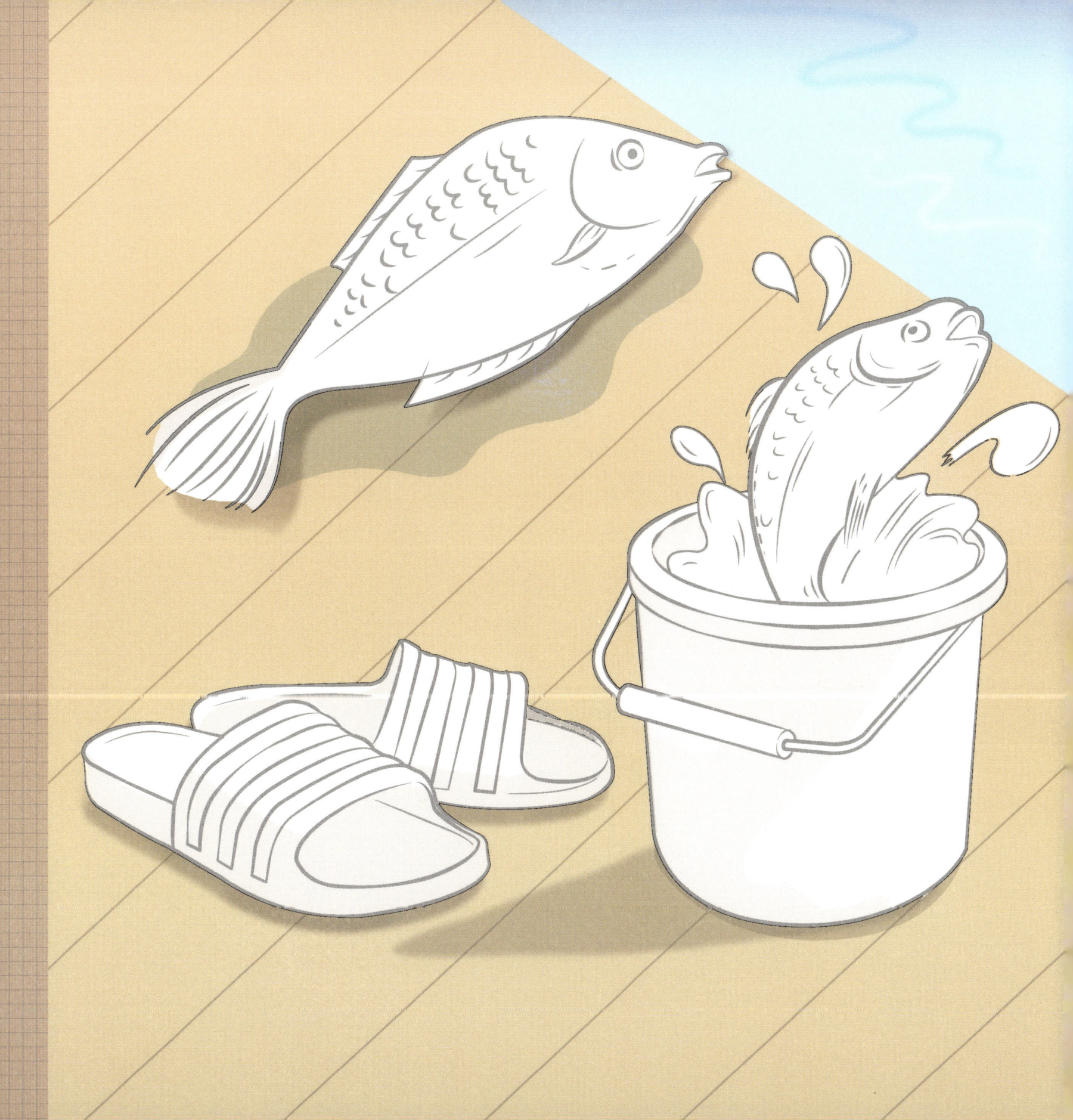

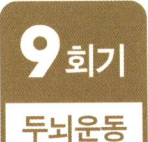

9회기 거울그림 찾기

다음의 글자를 거울에 비춰 보면 어떻게 보일까요? 맞는 것에 동그라미 쳐 보세요.

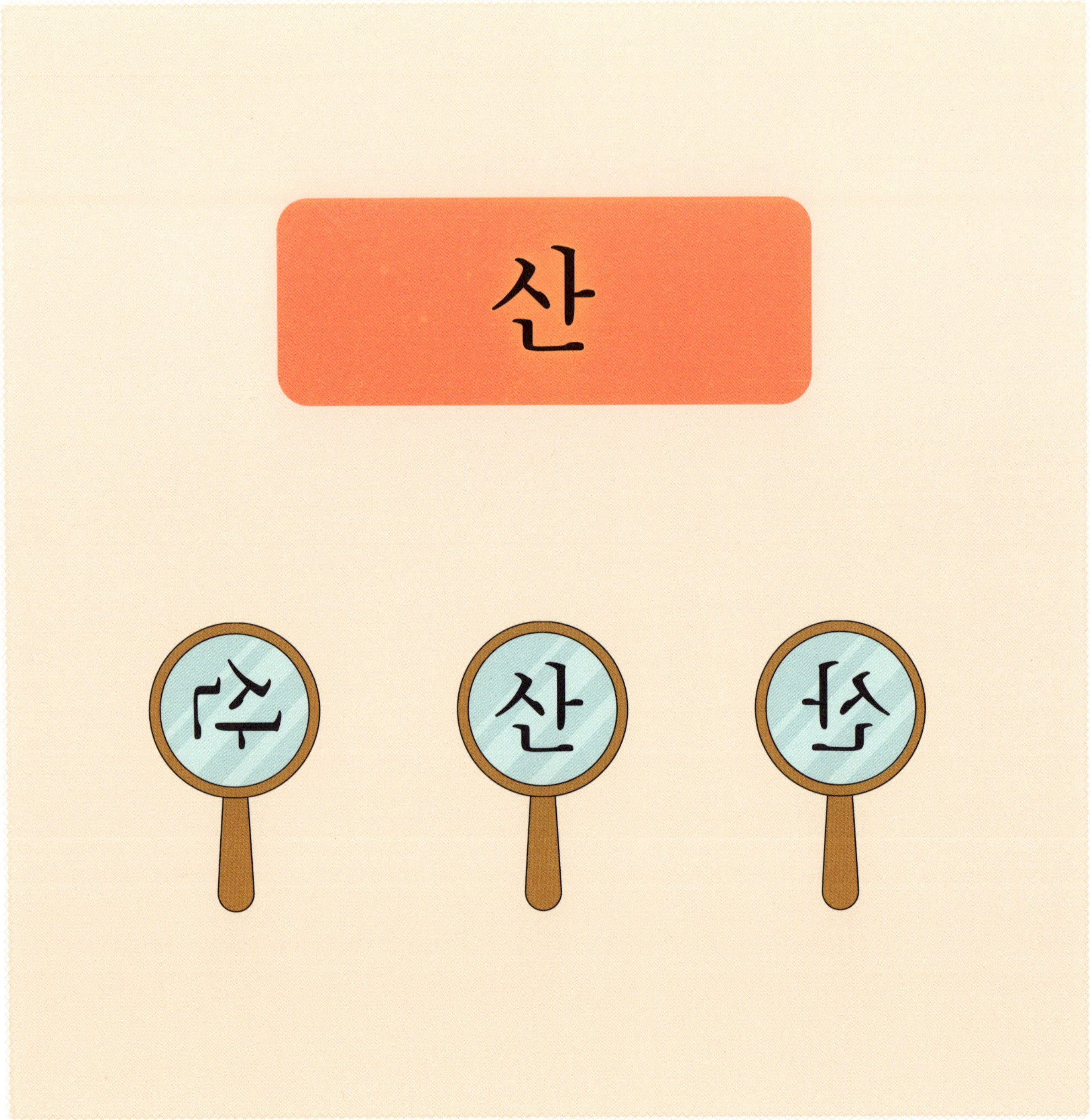

산

걸린 시간

_____ 분

_____ 초

면을 빗금으로 색칠하기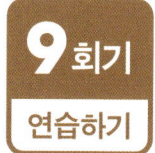

편안한 마음으로 손을 자유롭게 풀어 보세요.

예
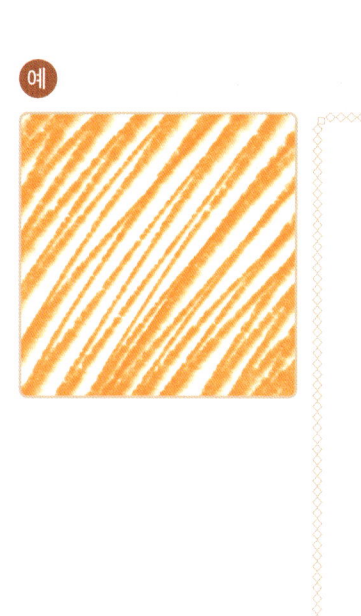

9회기 장기
색칠하기

행복했던 옛 추억을 떠올리며, 마음을 담아 색칠해 보세요.

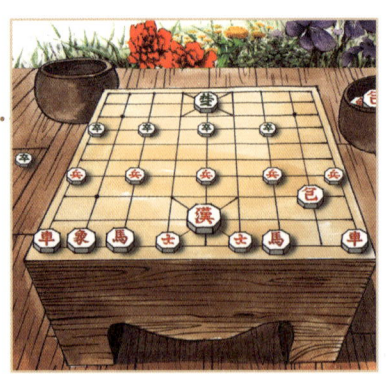

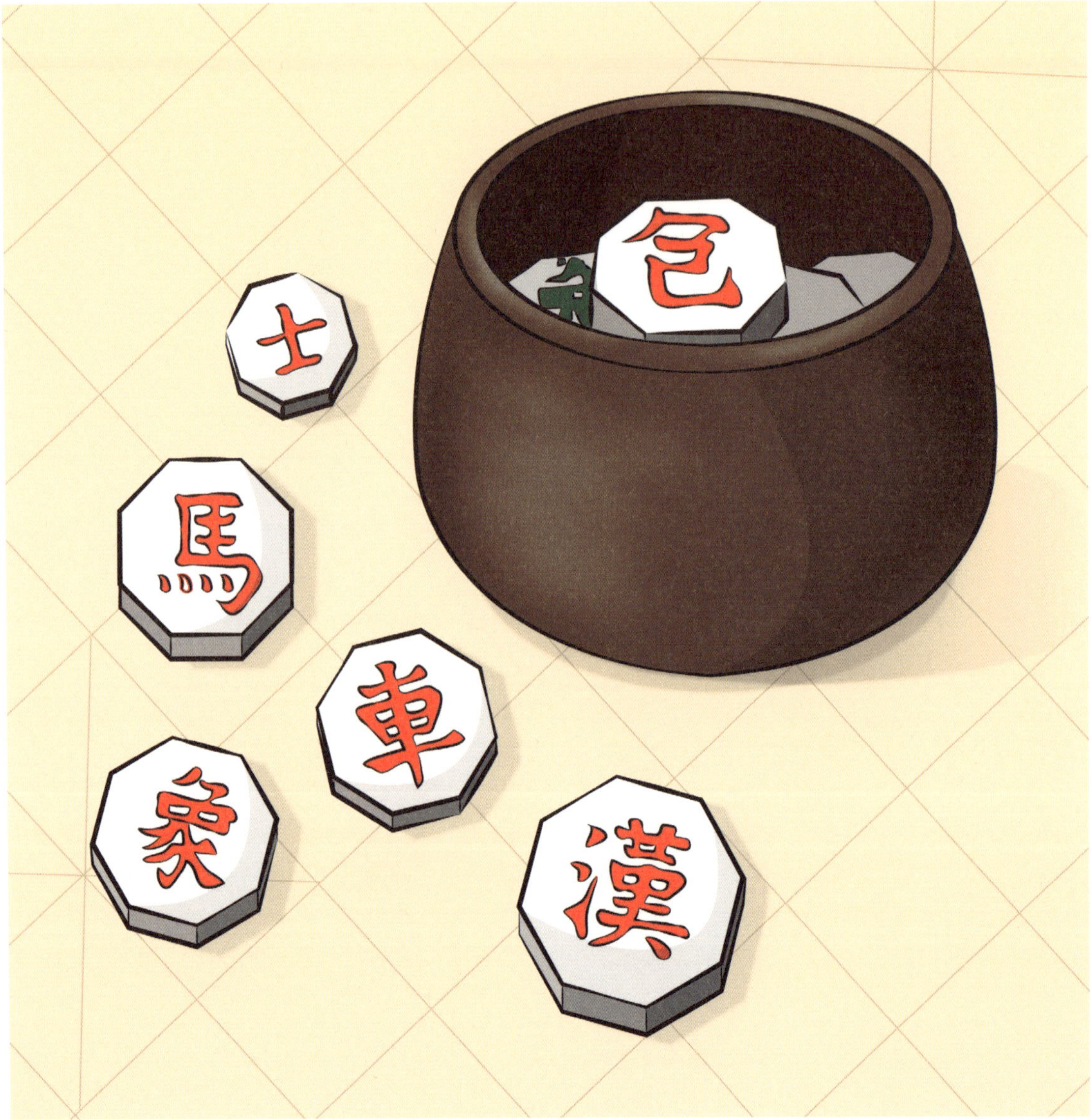

"장이야!"
"멍이야!"
내기 장기 한 판에
동네 마루가 시끌벅적
나무판 위의 전쟁은
김씨의 한숨으로
끝이 나고 …

걸린 시간

_____ 분

_____ 초

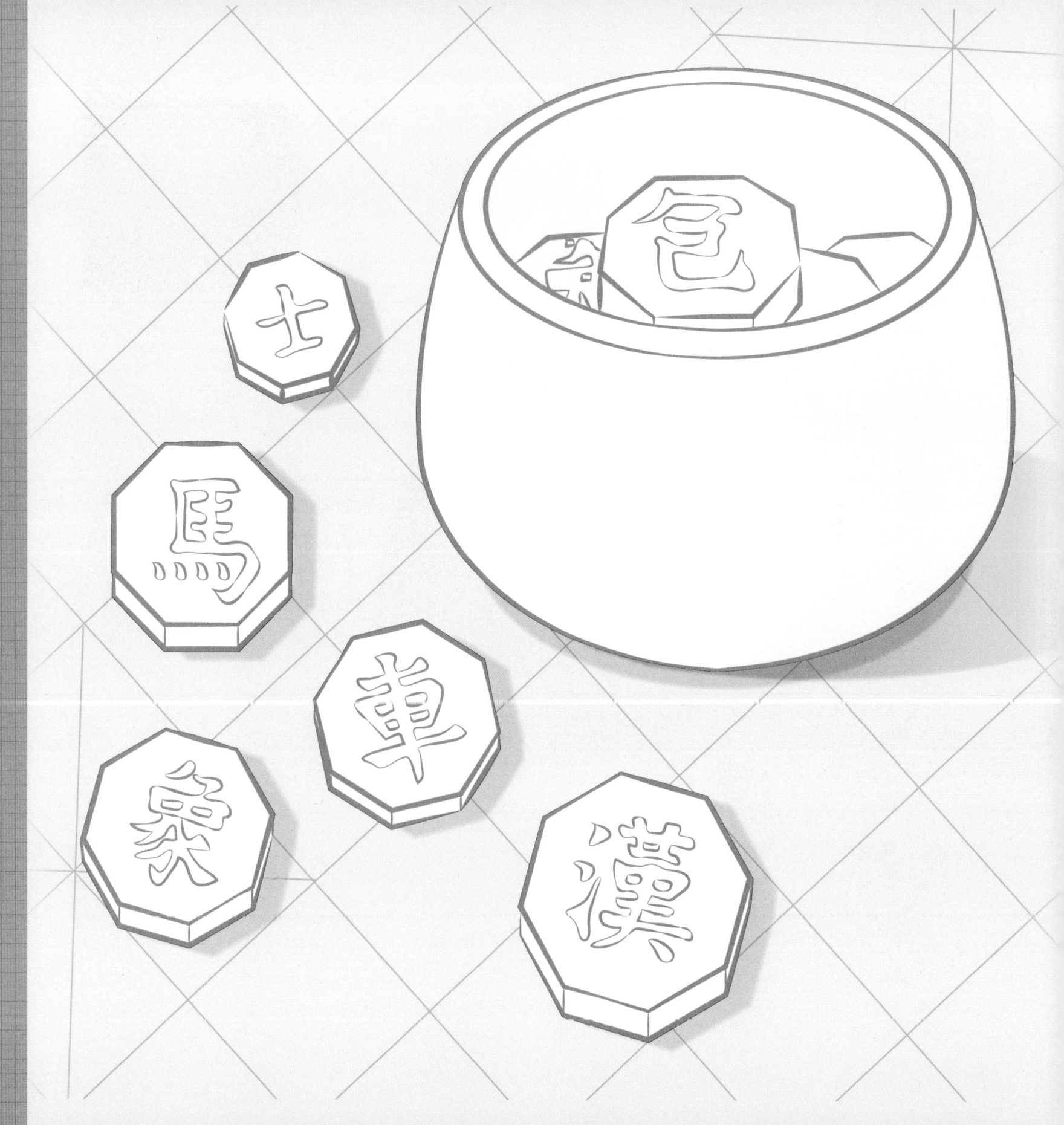

'장년기' 마무리 소감 나누기

아래의 그림들을 색칠하면서 어떤 기분이 드셨나요? 어려웠던 점이나 기분 좋았던 순간, 떠오르는 사람 등등 자유롭게 이야기해 주세요.

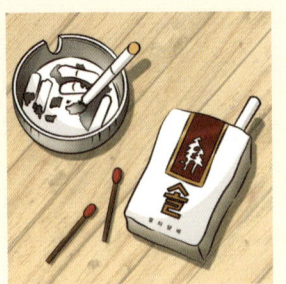 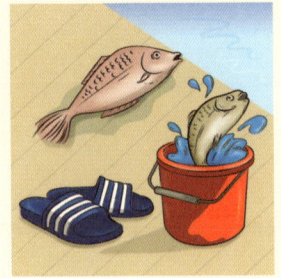 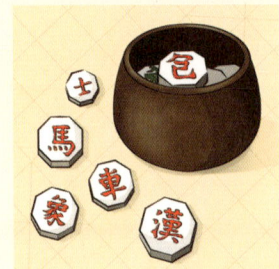

나의 장년기를 회상하며, 아래의 공간을 채워 봅시다. 편지를 써도 좋고 그림을 그리셔도 좋습니다.

4장

노년기

세차 | 농기구 창고 | 산책

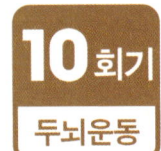

10회기
두뇌운동

글자와 숫자 인식하기

월 일

다음의 문구에서 'ㄷ'에 동그라미 치고, 모두 몇 개인지 세어 보세요.

당신 사랑하는 내 당신

둘도 셋도 넷도 없는 내 당신

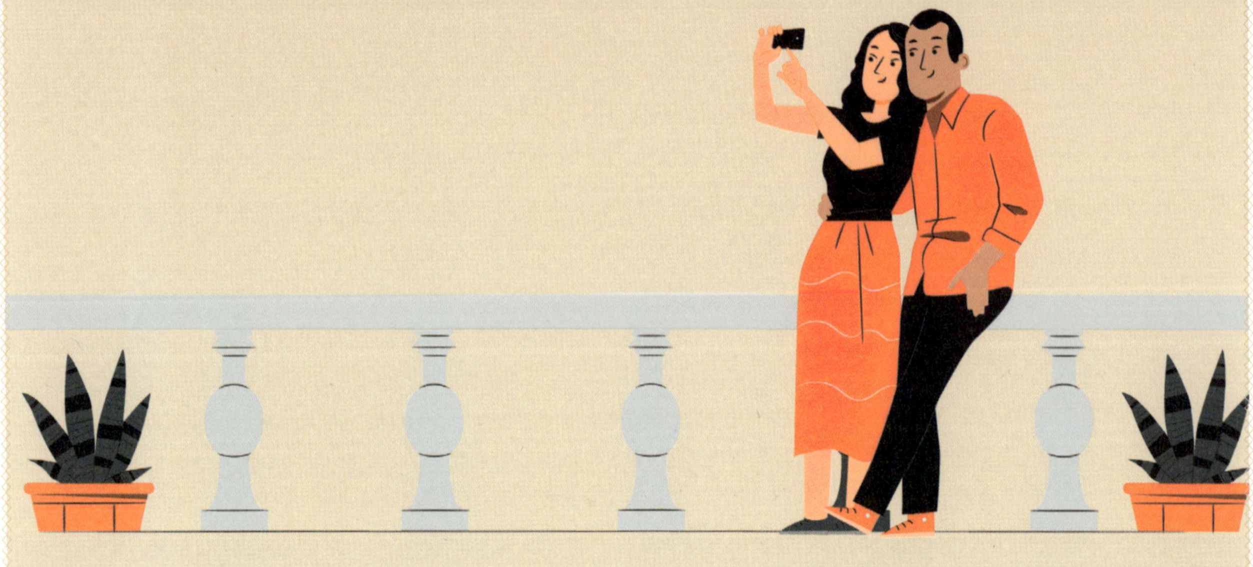

_____ 개

걸린 시간

_____ 분

_____ 초

나무의 나이테처럼 그려 보기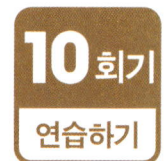

편안한 마음으로 손을 자유롭게 풀어 보세요.

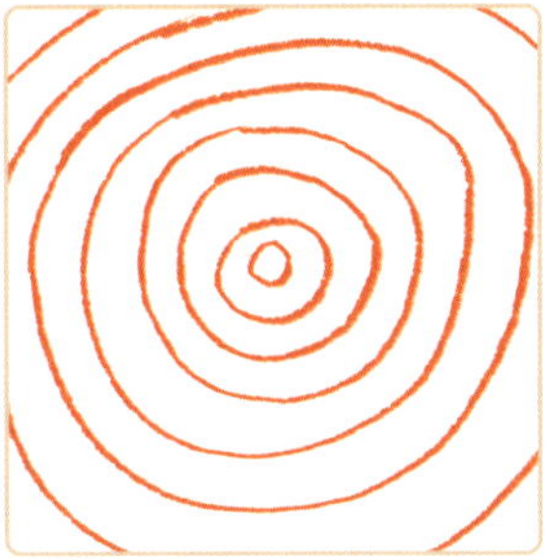

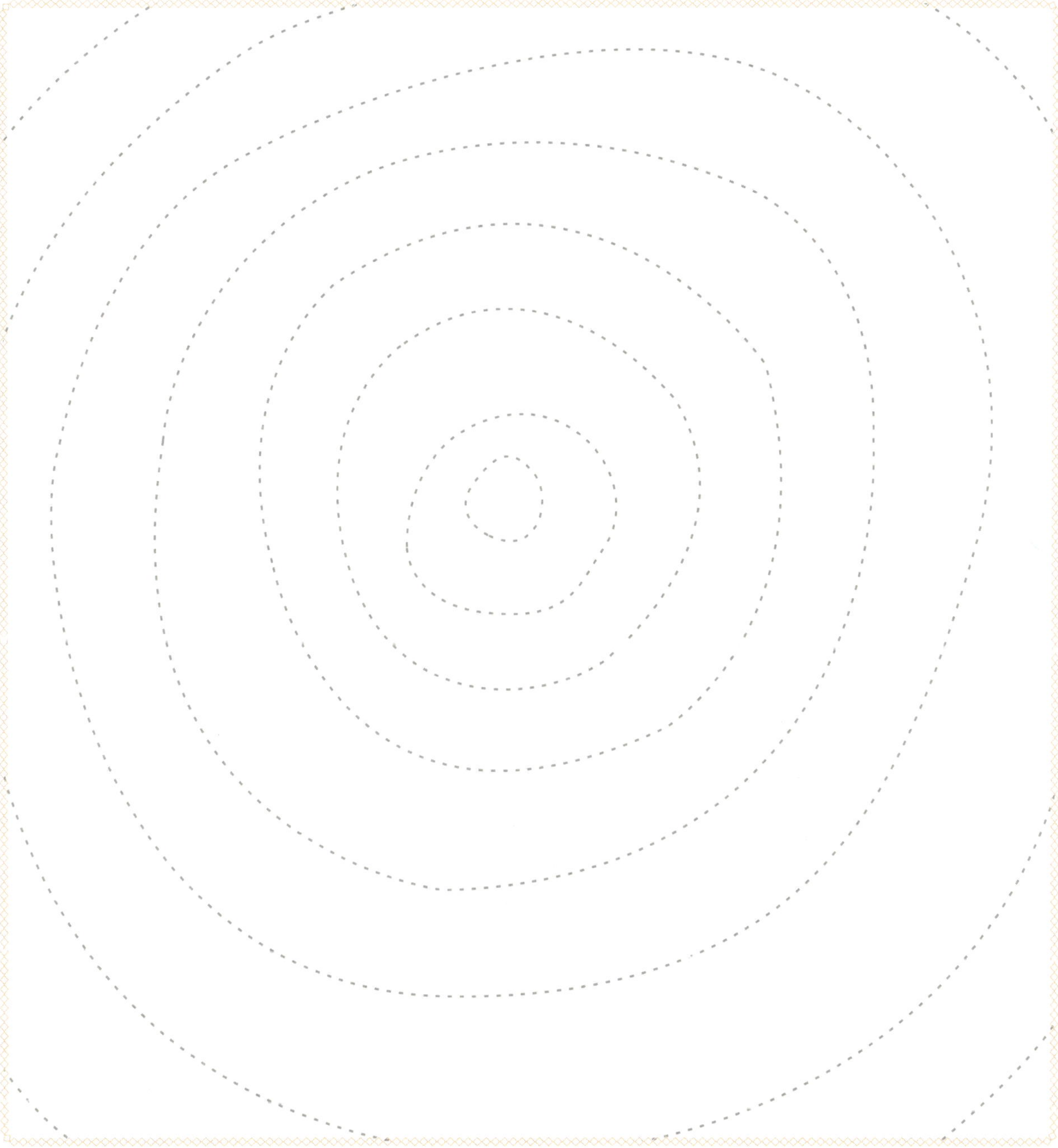

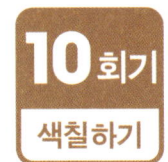

10회기 세차

색칠하기

행복했던 옛 추억을 떠올리며, 마음을 담아 색칠해 보세요.

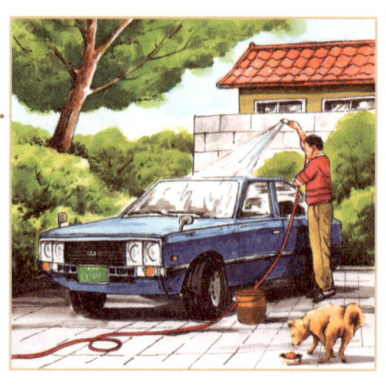

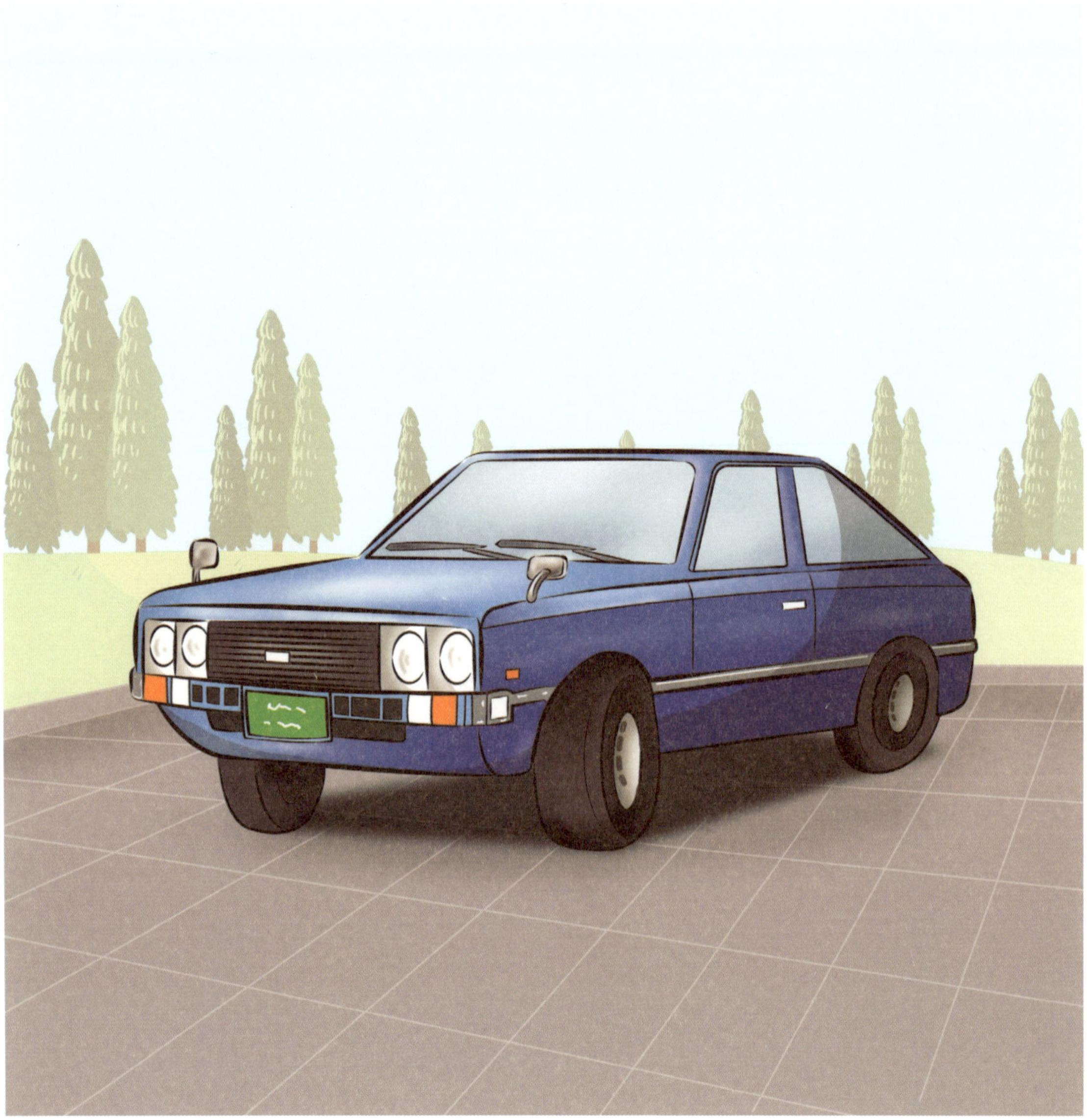

나와 함께
종로를 오가며
고생한 세월
쓱싹쓱싹
깨끗이 씻어주마
그런 뒤 먼 곳으로
여행이나 떠나볼까?

걸린 시간

_____ 분

_____ 초

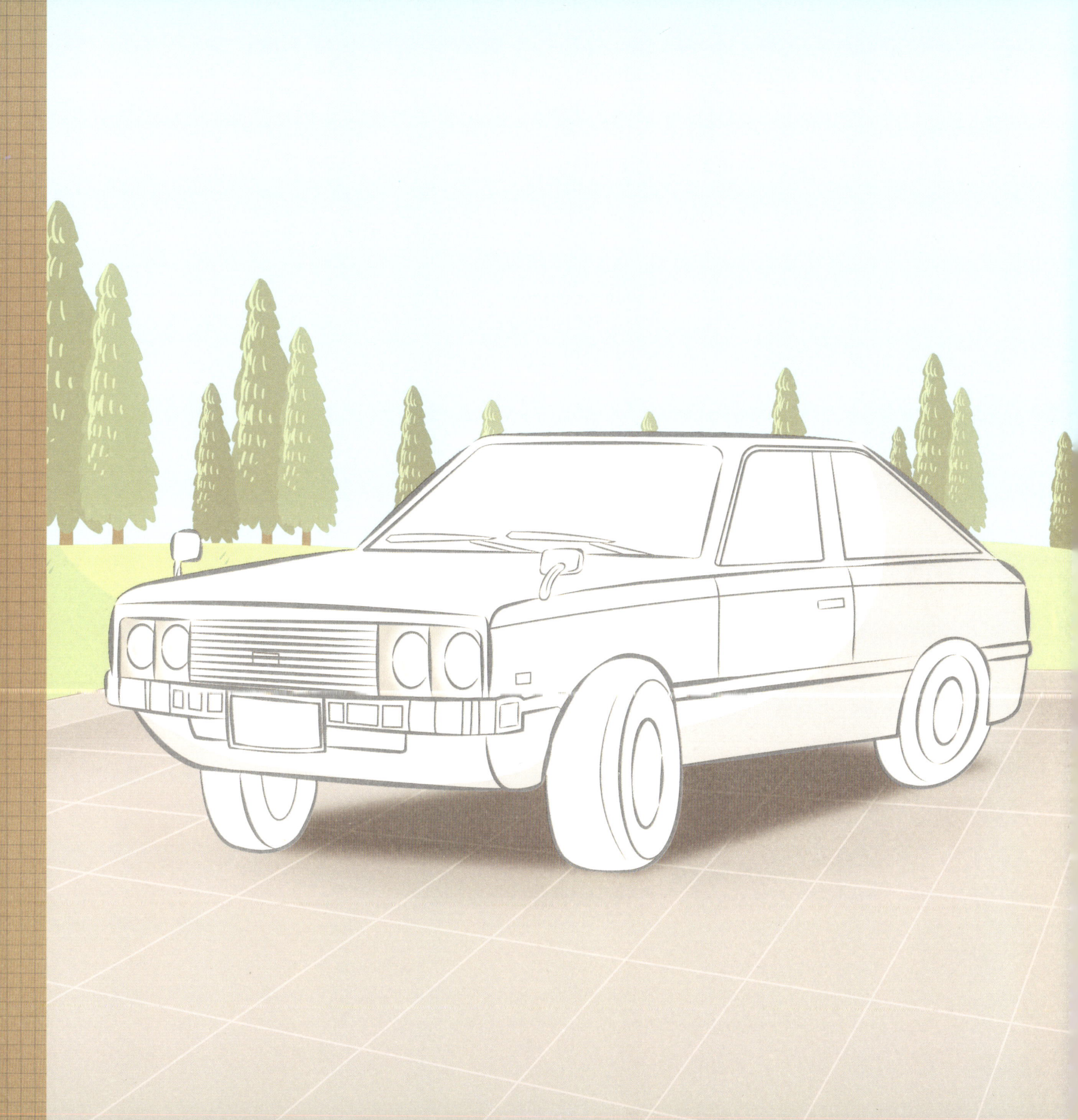

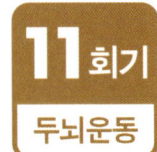
11회기 공간 지각력

왼쪽의 그림과 같이 선을 연결하여 똑같이 그려 보세요.

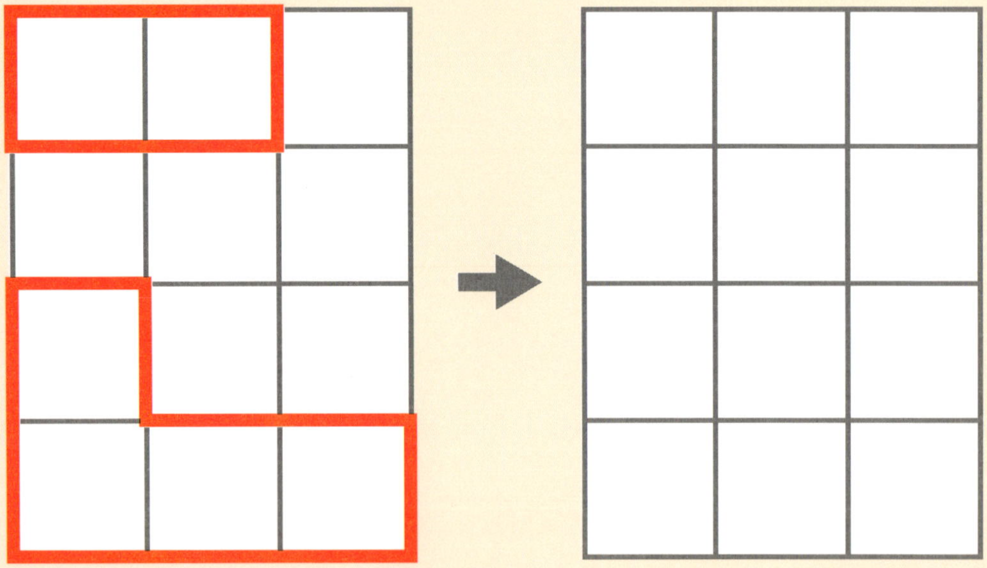

걸린 시간

_____ 분

_____ 초

반쪽 그림 색칠하기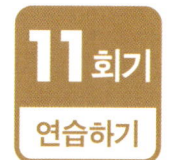

편안한 마음으로 손을 자유롭게 풀어 보세요.

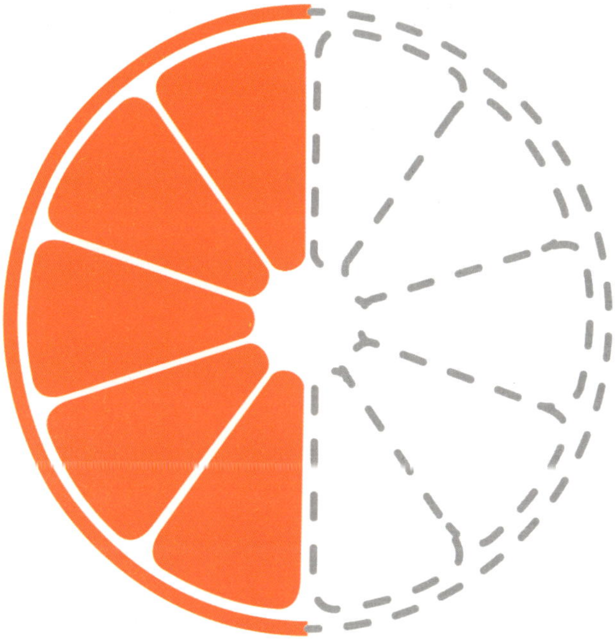

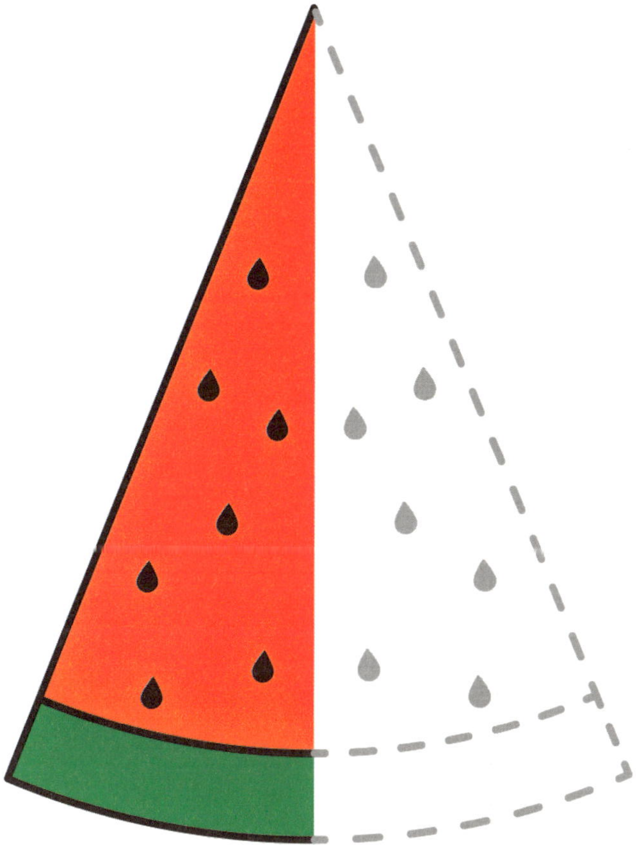

11회기 색칠하기 — 농기구 창고

행복했던 옛 추억을 떠올리며, 마음을 담아 색칠해 보세요.

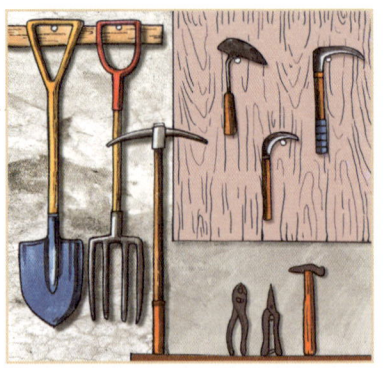

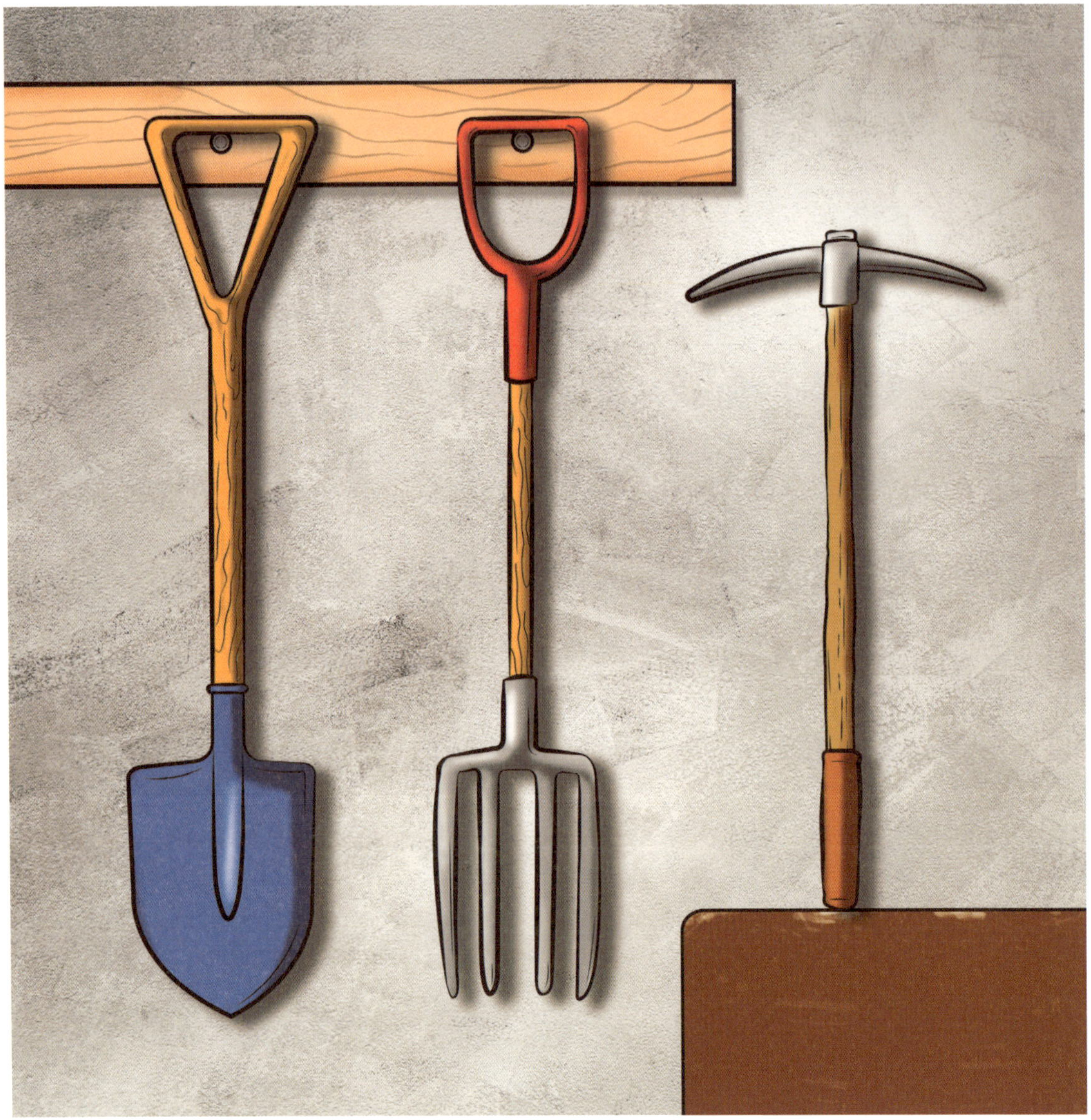

상처 난 삽,
오래된 망치
일렬로 정리하니
아직 꽤 쓸 만하네
여기저기 난 흠집에는
그동안의 세월이
켜켜이 녹아 있네

걸린 시간

_____ 분

_____ 초

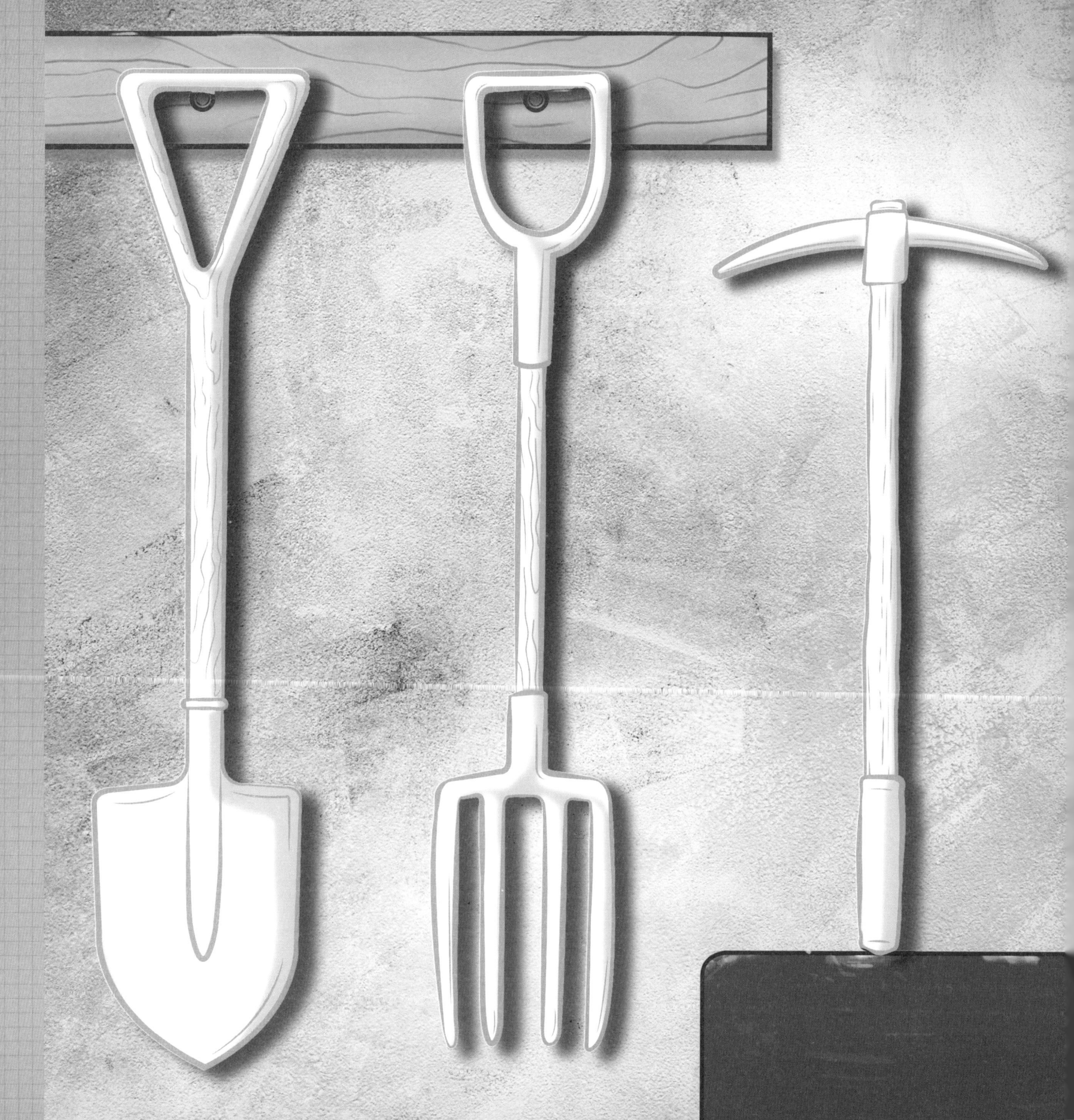

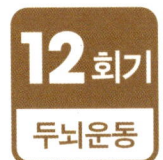

12회기
두뇌운동

숫자 인식하기

월 일

왼손과 오른손에 동전이 놓여 있습니다. 어느 쪽 손의 금액이 더 클까요?

왼손 ___________ 원

오른손 ___________ 원

걸린 시간

_______ 분

_______ 초

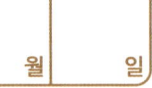

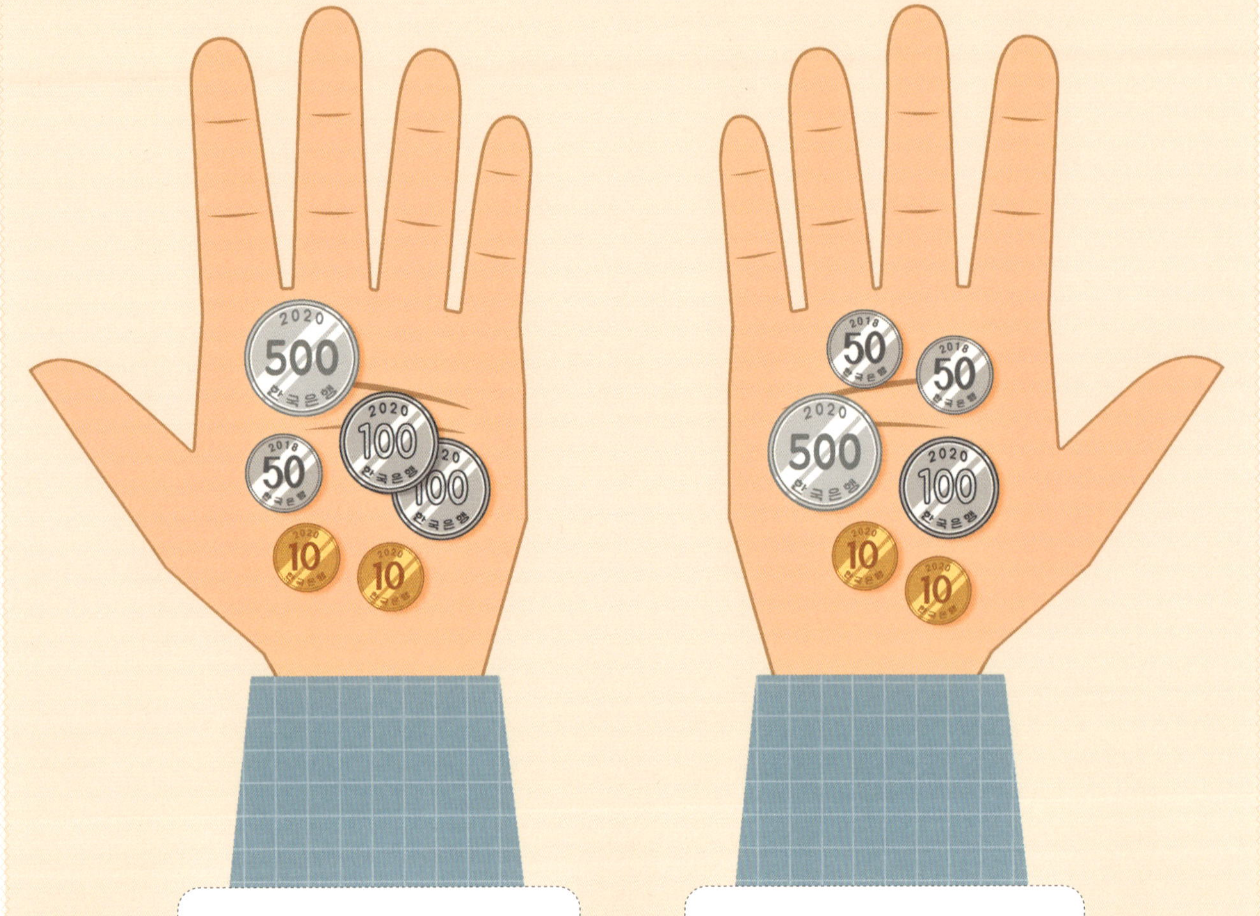

만다라 색칠하기

12회기
연습하기

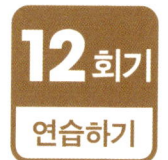

편안한 마음으로 손을 자유롭게 풀어 보세요.

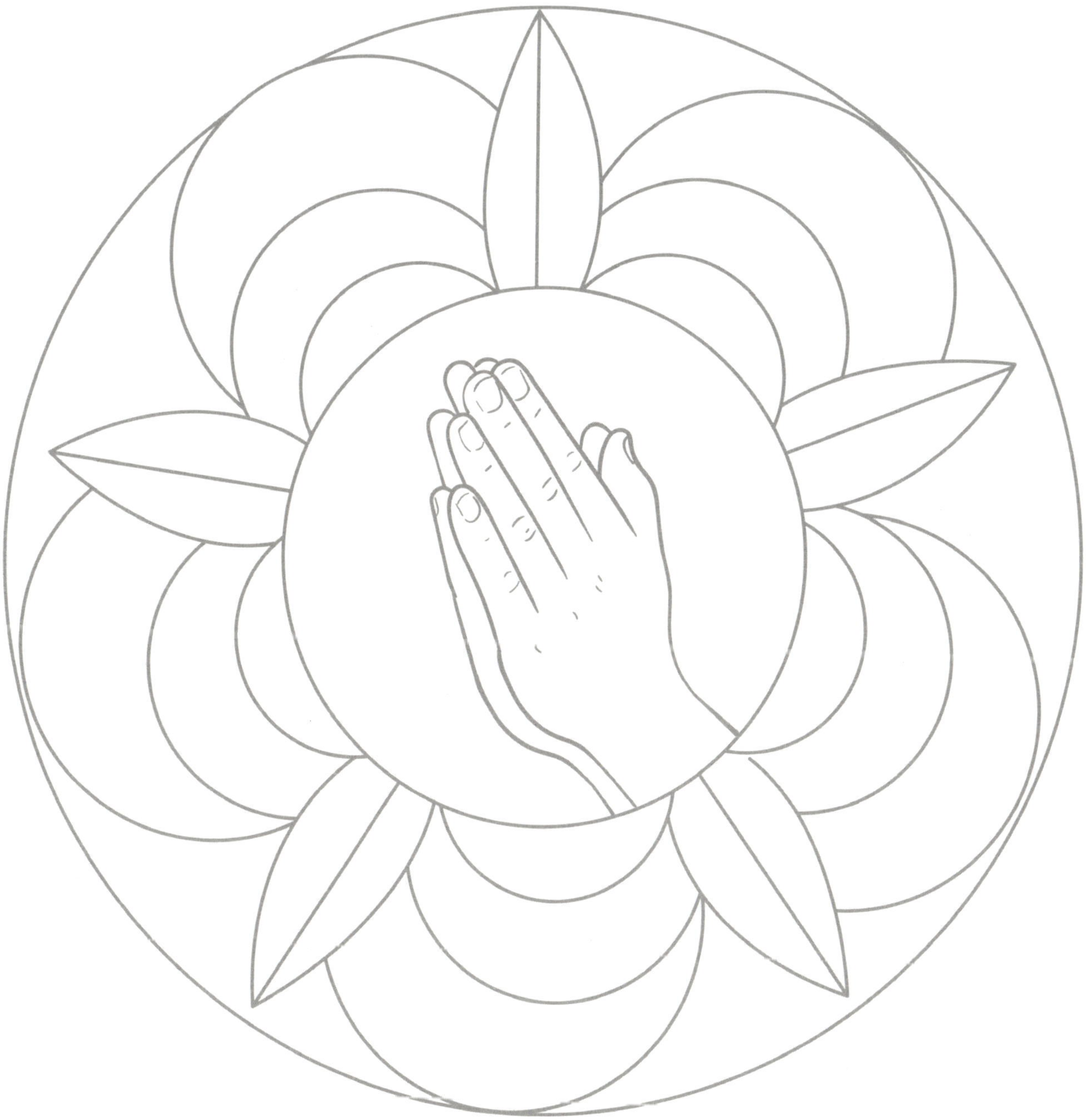

12회기 산책
색칠하기

행복했던 옛 추억을 떠올리며, 마음을 담아 색칠해 보세요.

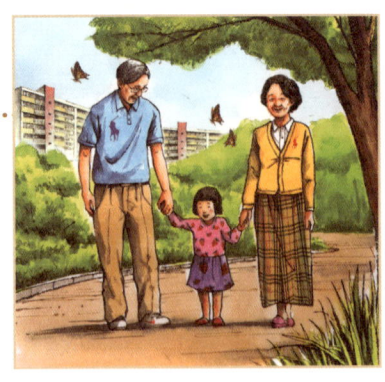

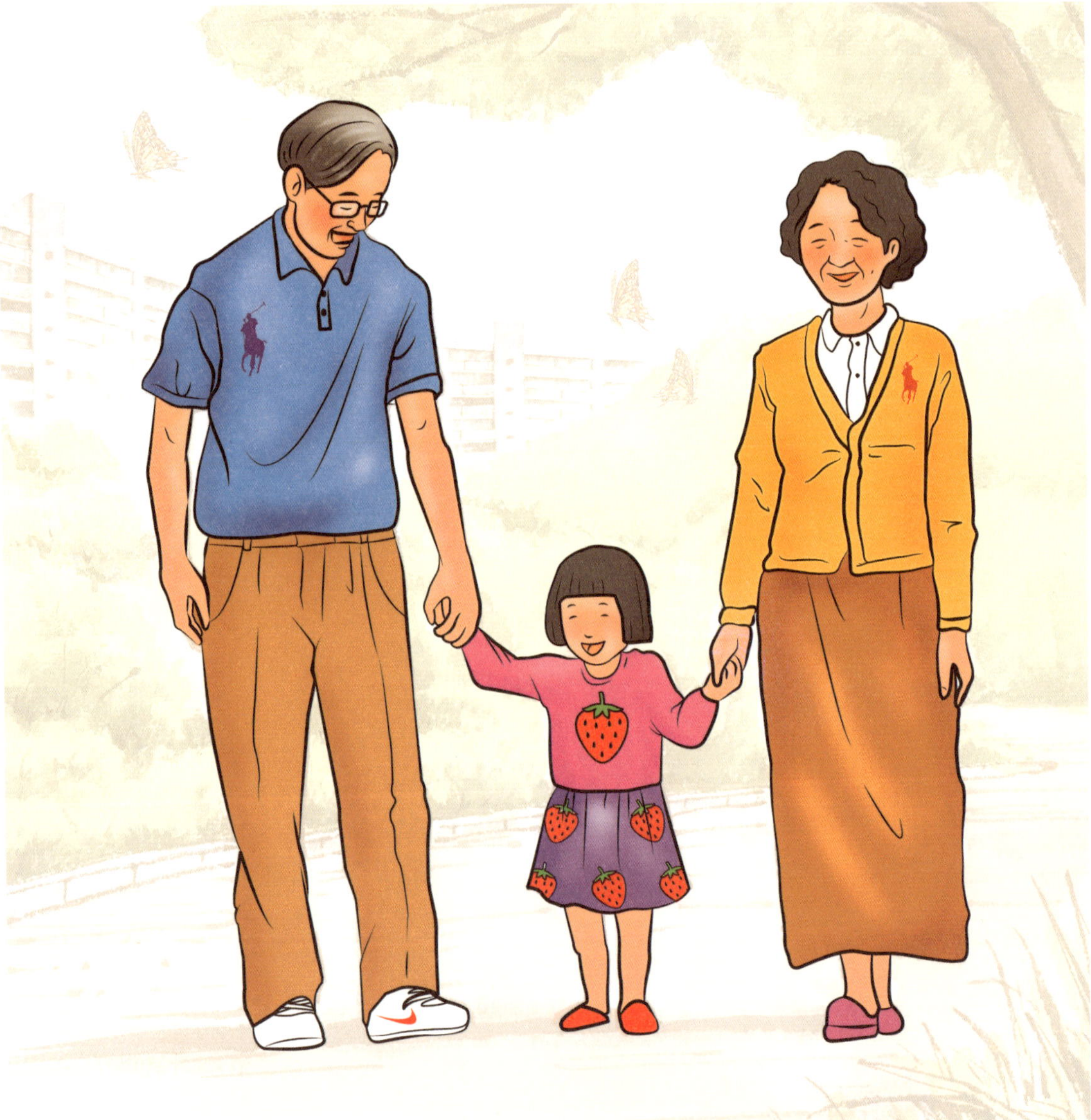

어여쁜 손녀와
함께하는 산책은
언제나 즐거워
꼬-옥 잡힌
고사리손에
앙증맞은 몸짓
작은 보폭에 맞추는
기분 좋은 발걸음

걸린 시간

_____ 분

_____ 초

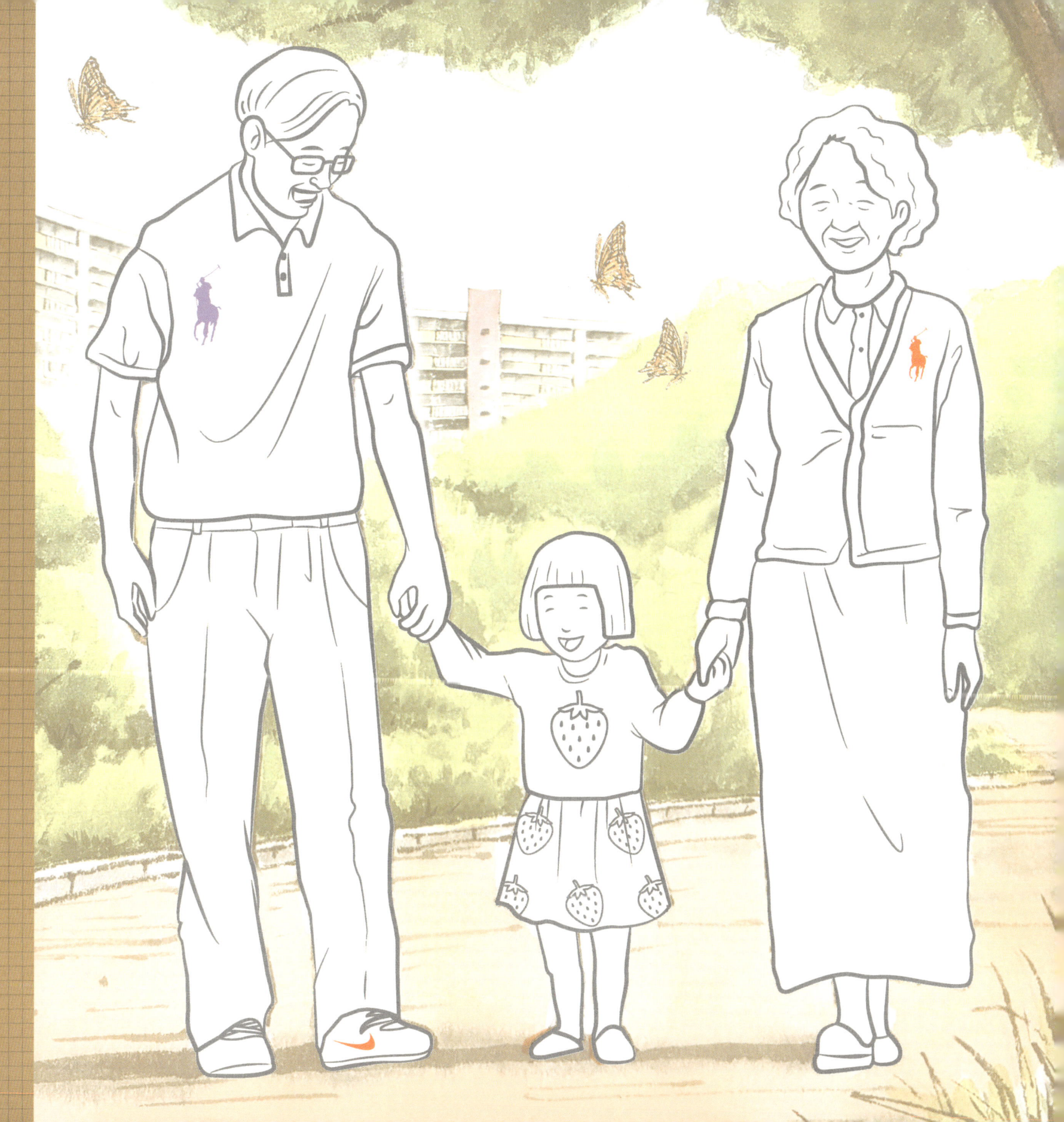

'노년기' 마무리 소감 나누기

아래의 그림들을 색칠하면서 어떤 기분이 드셨나요? 어려웠던 점이나 기분 좋았던 순간, 떠오르는 사람 등등 자유롭게 이야기해 주세요.

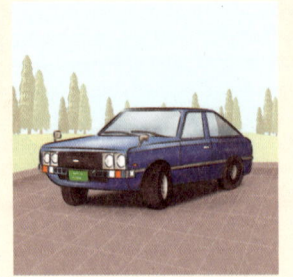 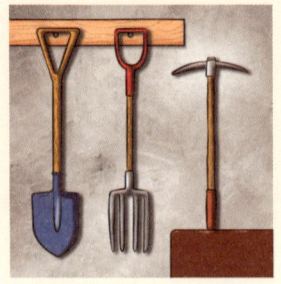 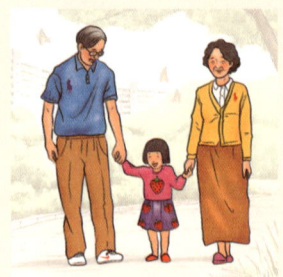

나의 노년기를 회상하며, 아래의 공간을 채워 봅시다. 편지를 써도 좋고 그림을 그리셔도 좋습니다.

1회기 두뇌운동

글자와 형태 인식하기

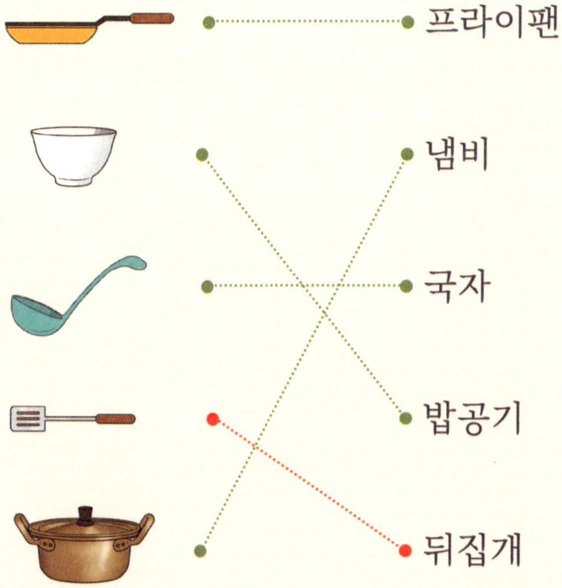

- 프라이팬
- 냄비
- 국자
- 밥공기
- 뒤집개

2회기 두뇌운동

숫자 인식하기

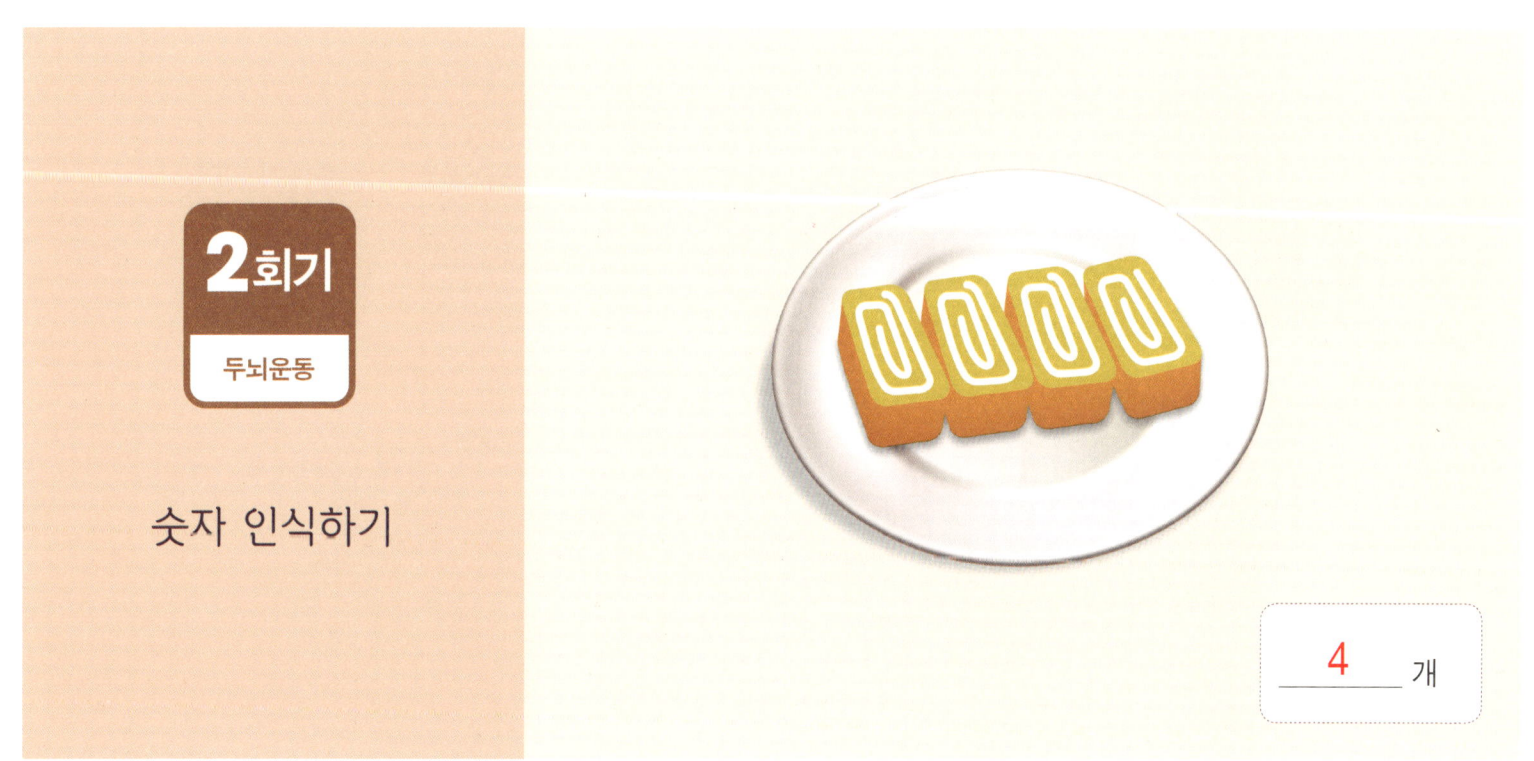

___4___ 개

정답 알아보기

3회기
두뇌운동

색깔 인식하기

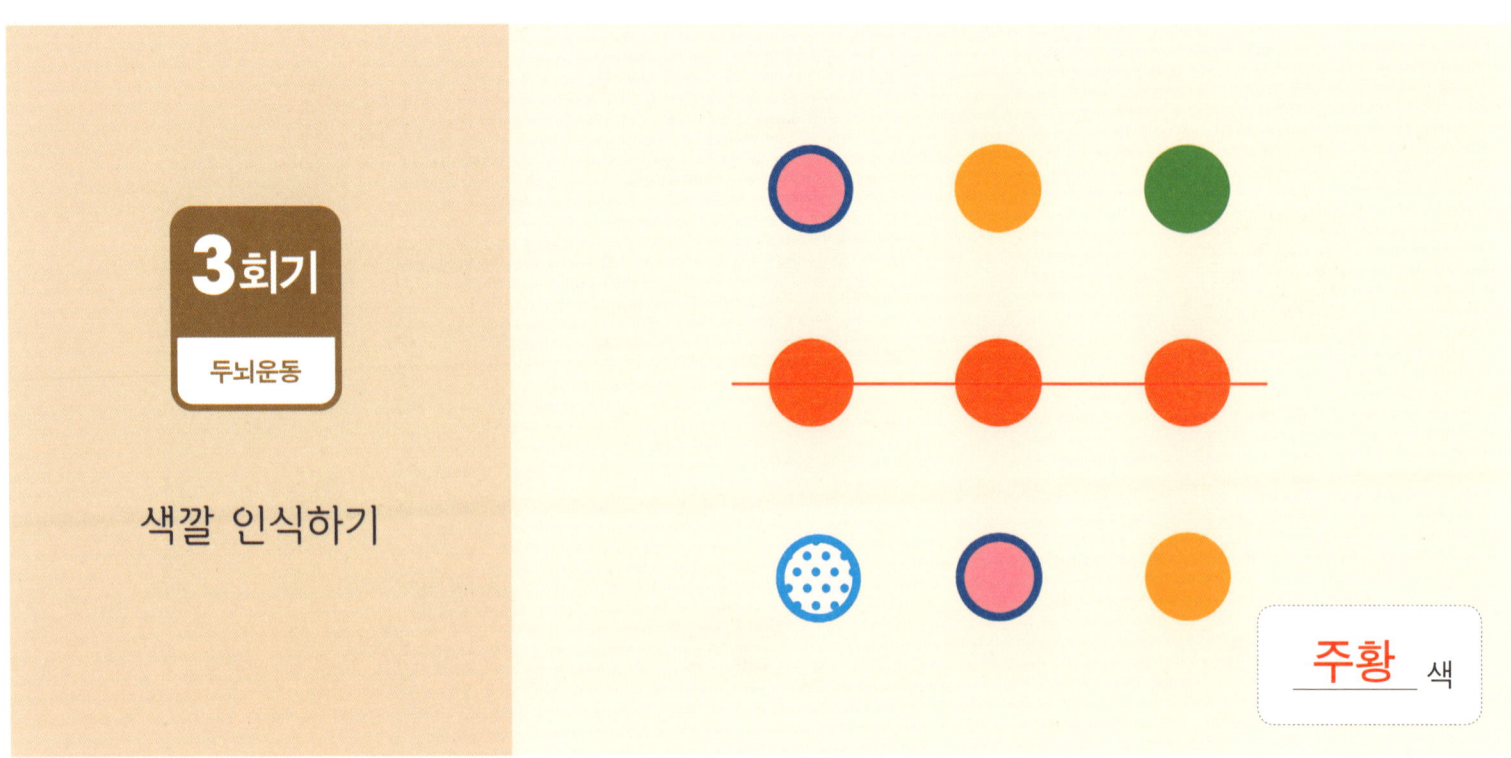

___주황___ 색

4회기
두뇌운동

숫자 인식하기

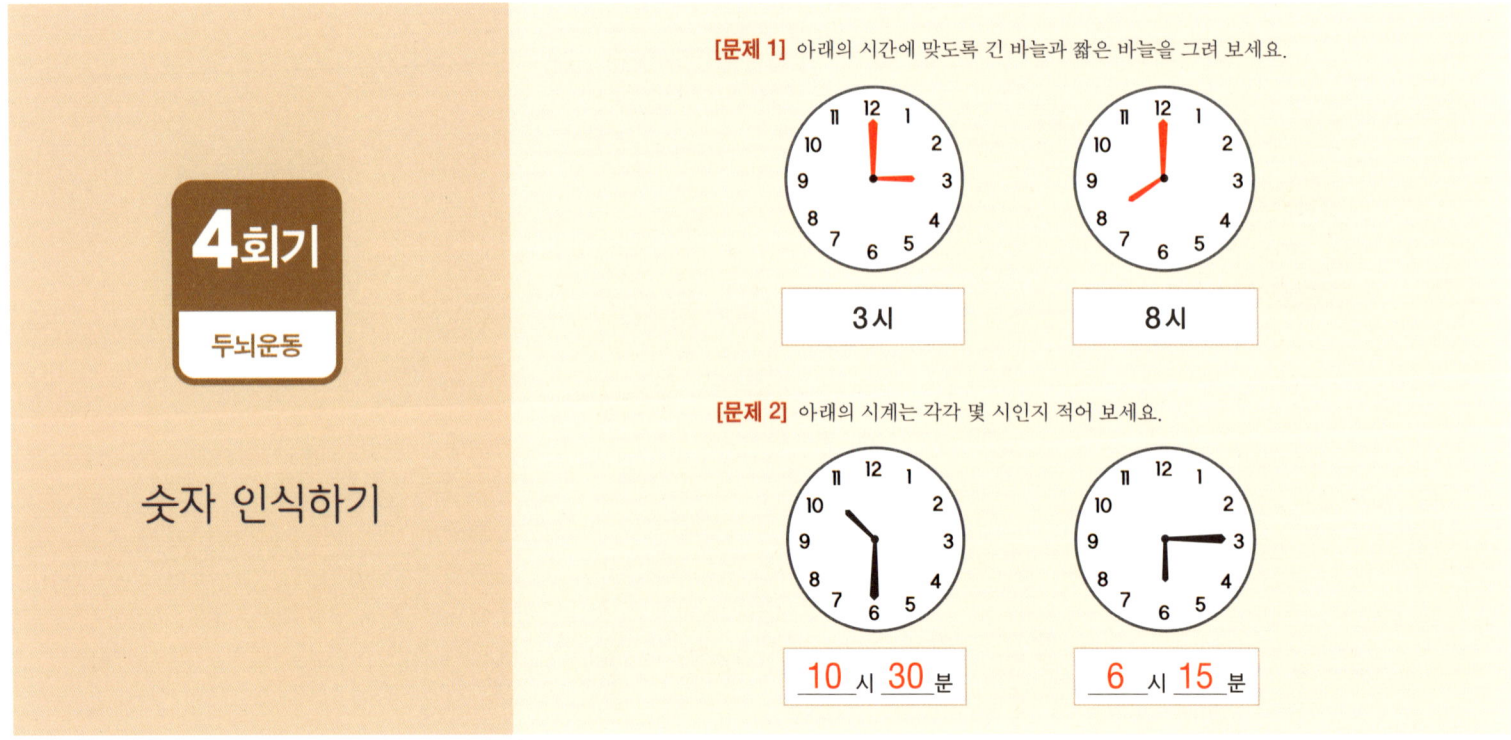

[문제 1] 아래의 시간에 맞도록 긴 바늘과 짧은 바늘을 그려 보세요.

3시   8시

[문제 2] 아래의 시계는 각각 몇 시인지 적어 보세요.

__10__시 __30__분   __6__시 __15__분

5회기
두뇌운동

미로 찾기

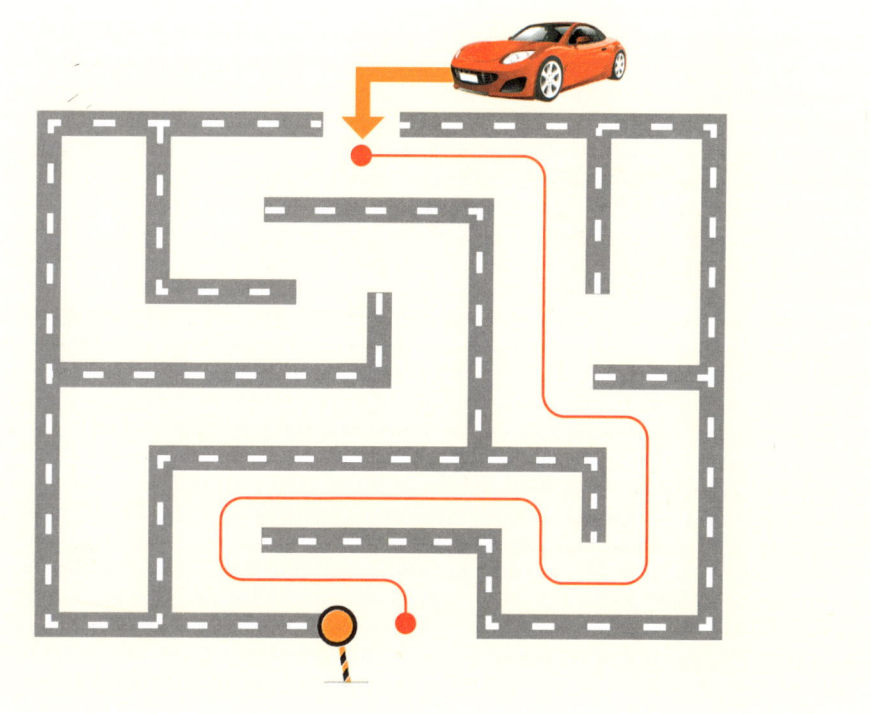

6회기
두뇌운동

글자와 형태 인식하기

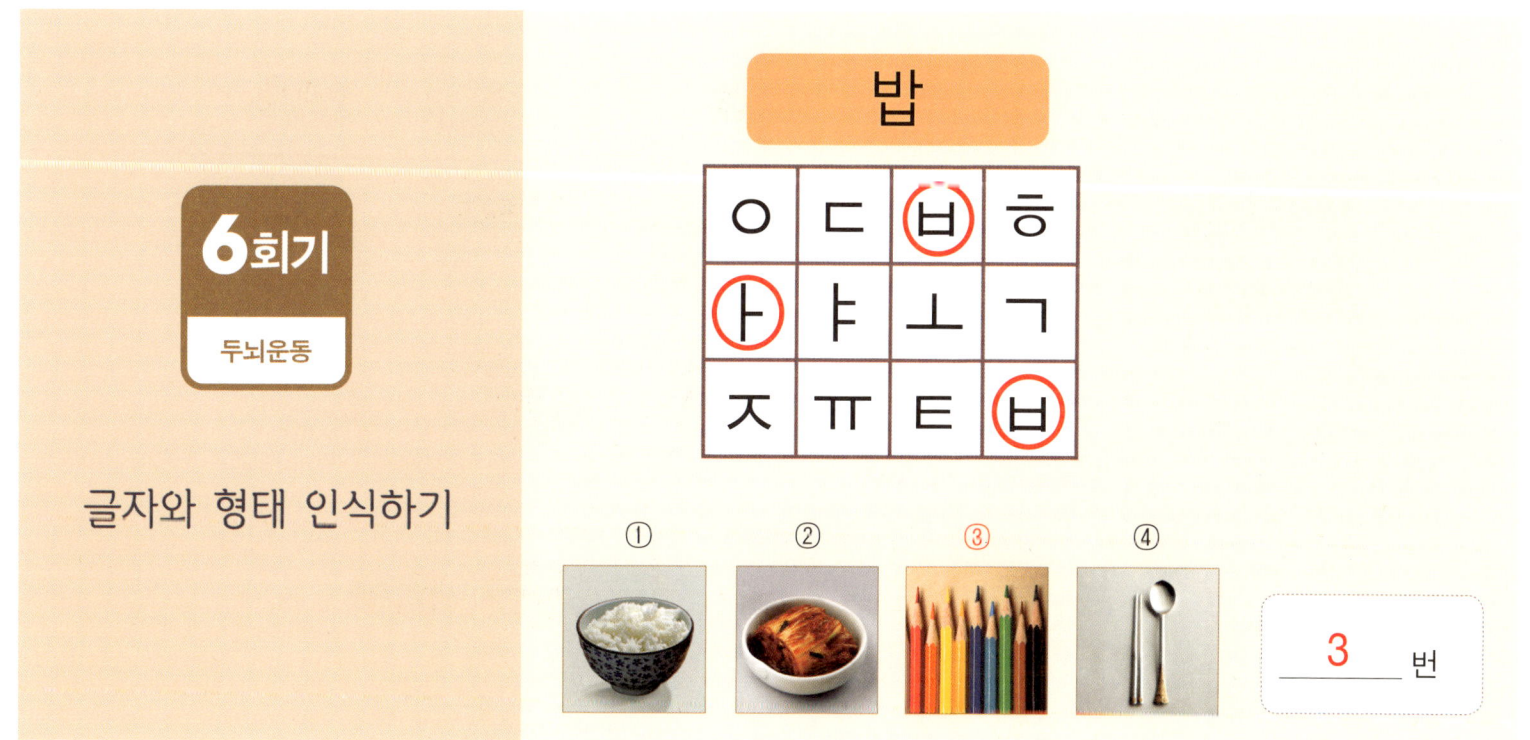

7회기

두뇌운동

형태와 색깔 인식하기

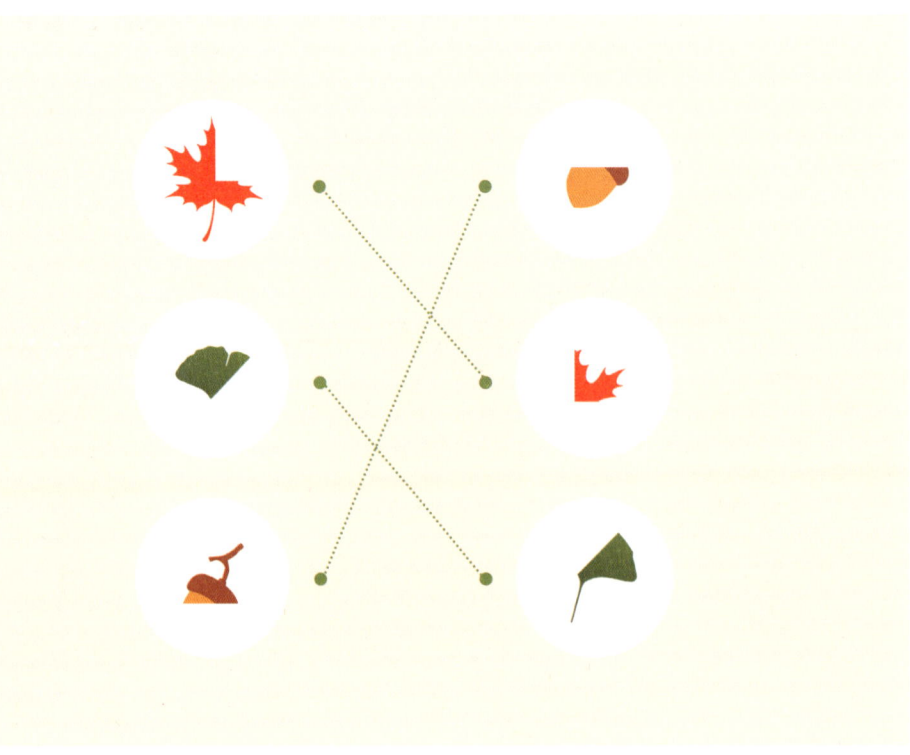

8회기

두뇌운동

공간 지각력과 형태 인식하기

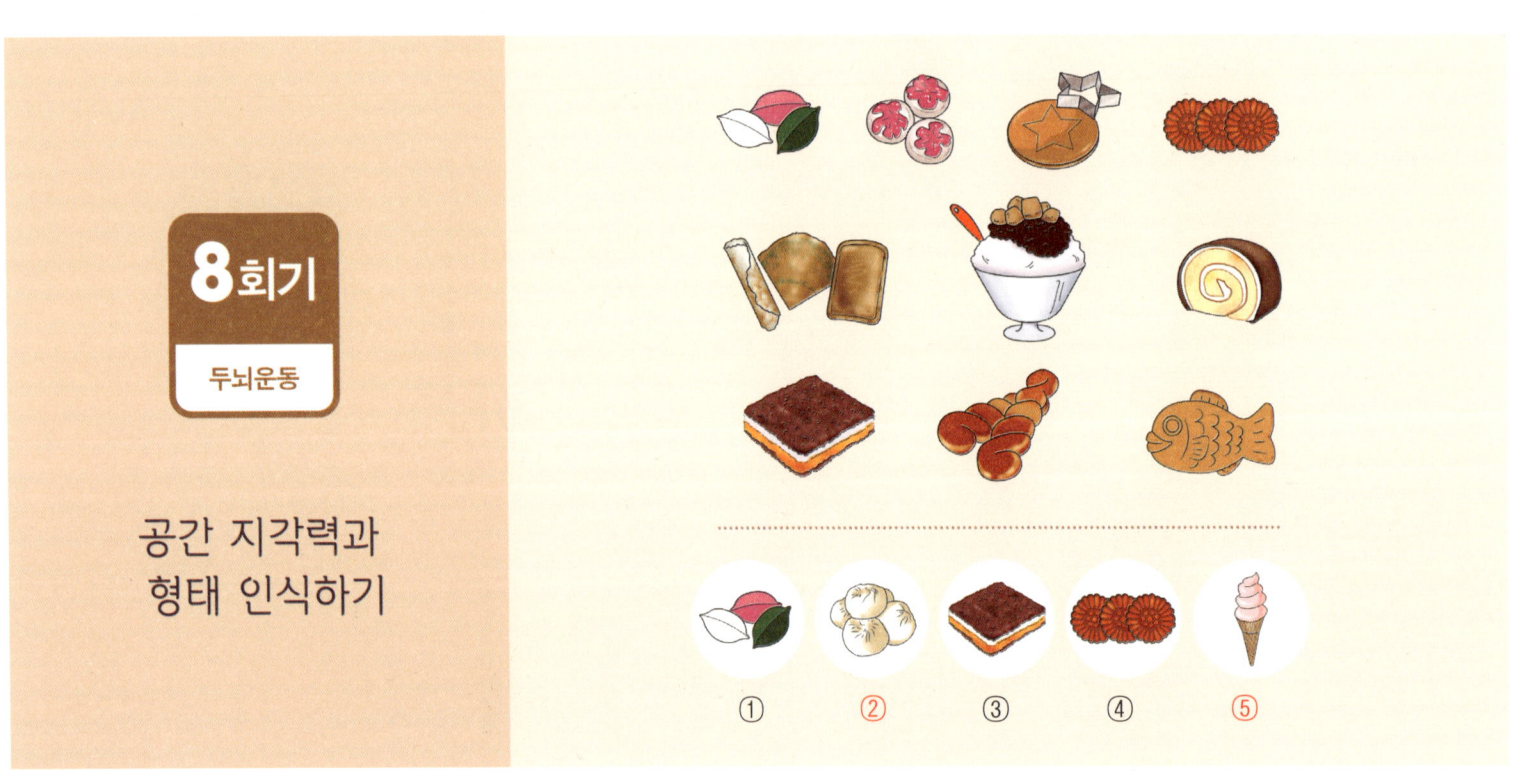

9회기 두뇌운동
거울그림 찾기

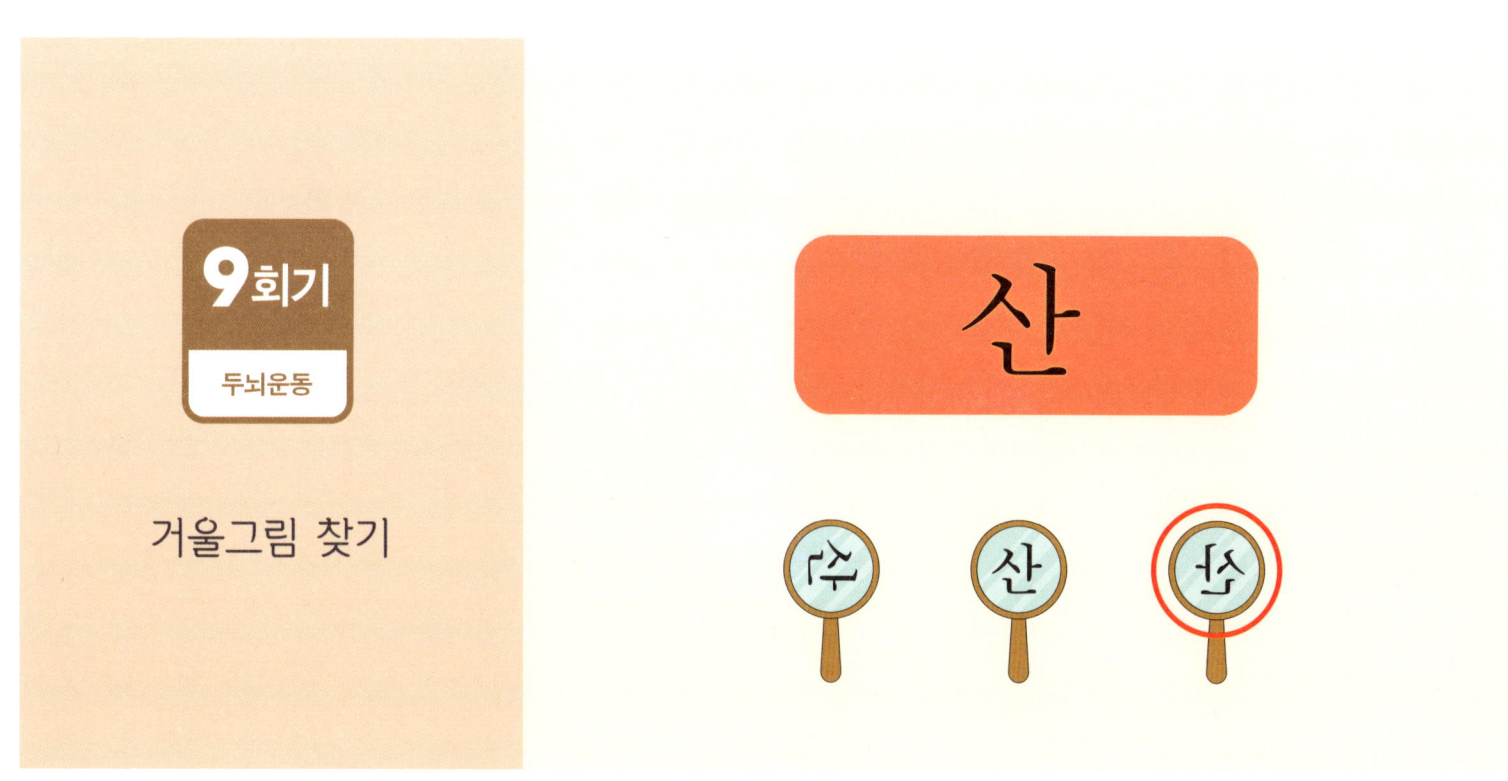

10회기 두뇌운동
글자와 숫자 인식하기

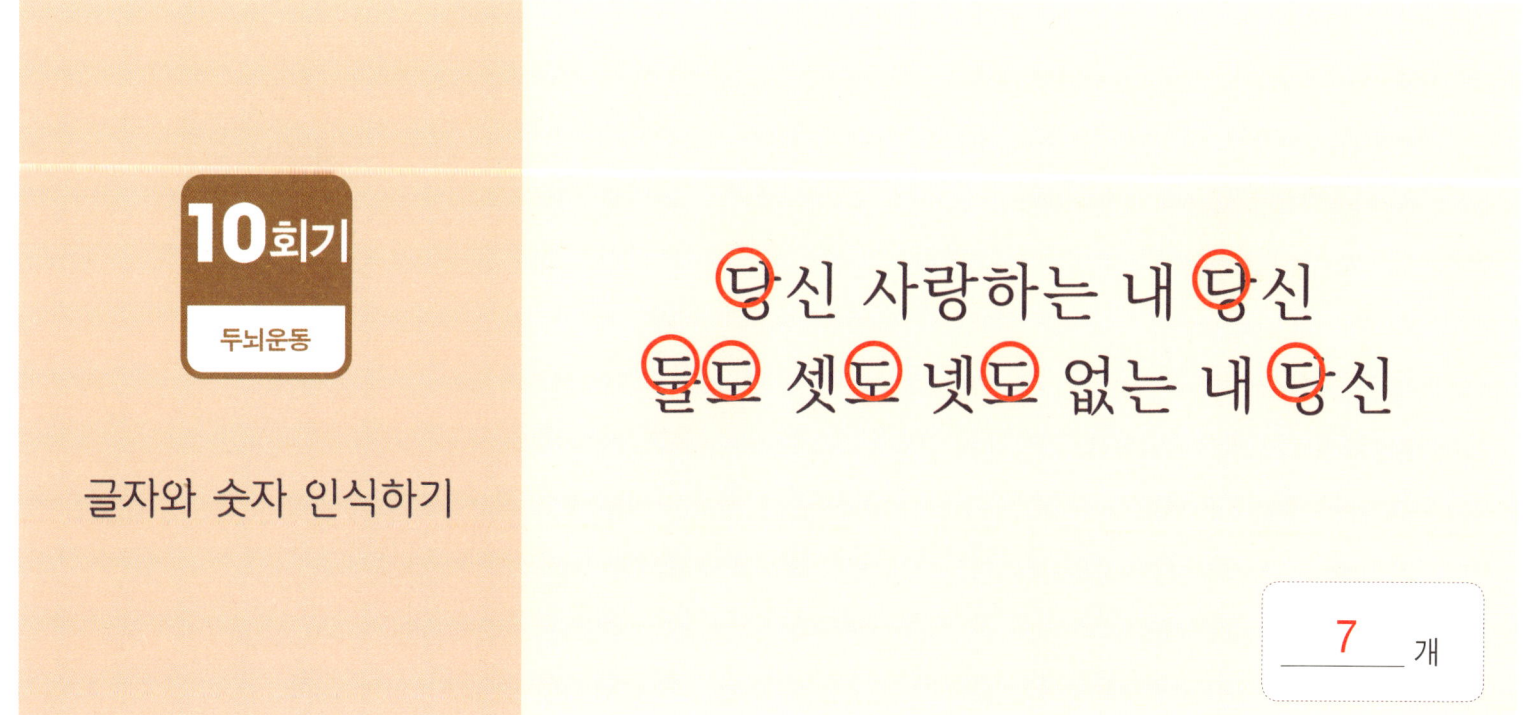

11회기

두뇌운동

공간 지각력

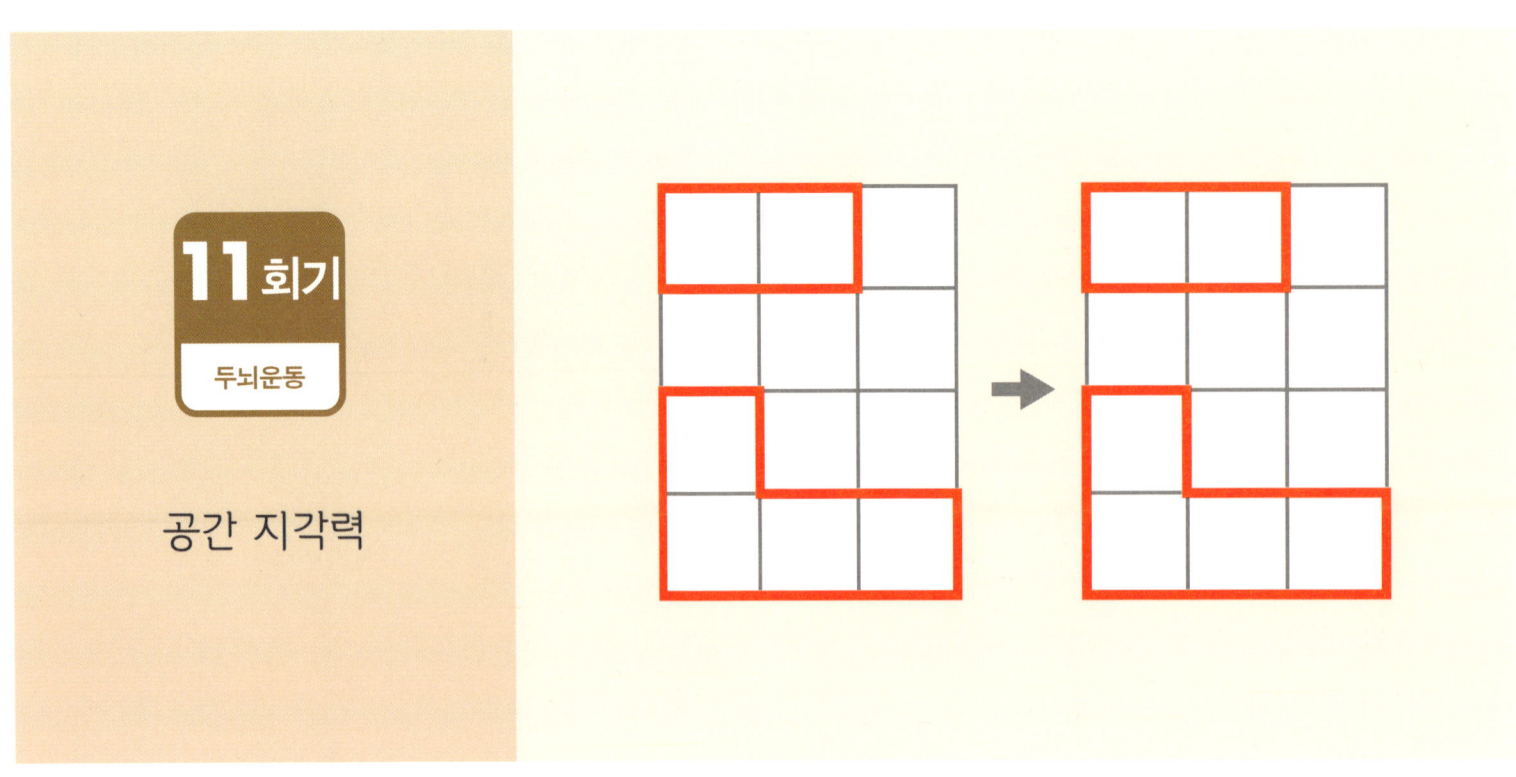

12회기

두뇌운동

숫자 인식하기

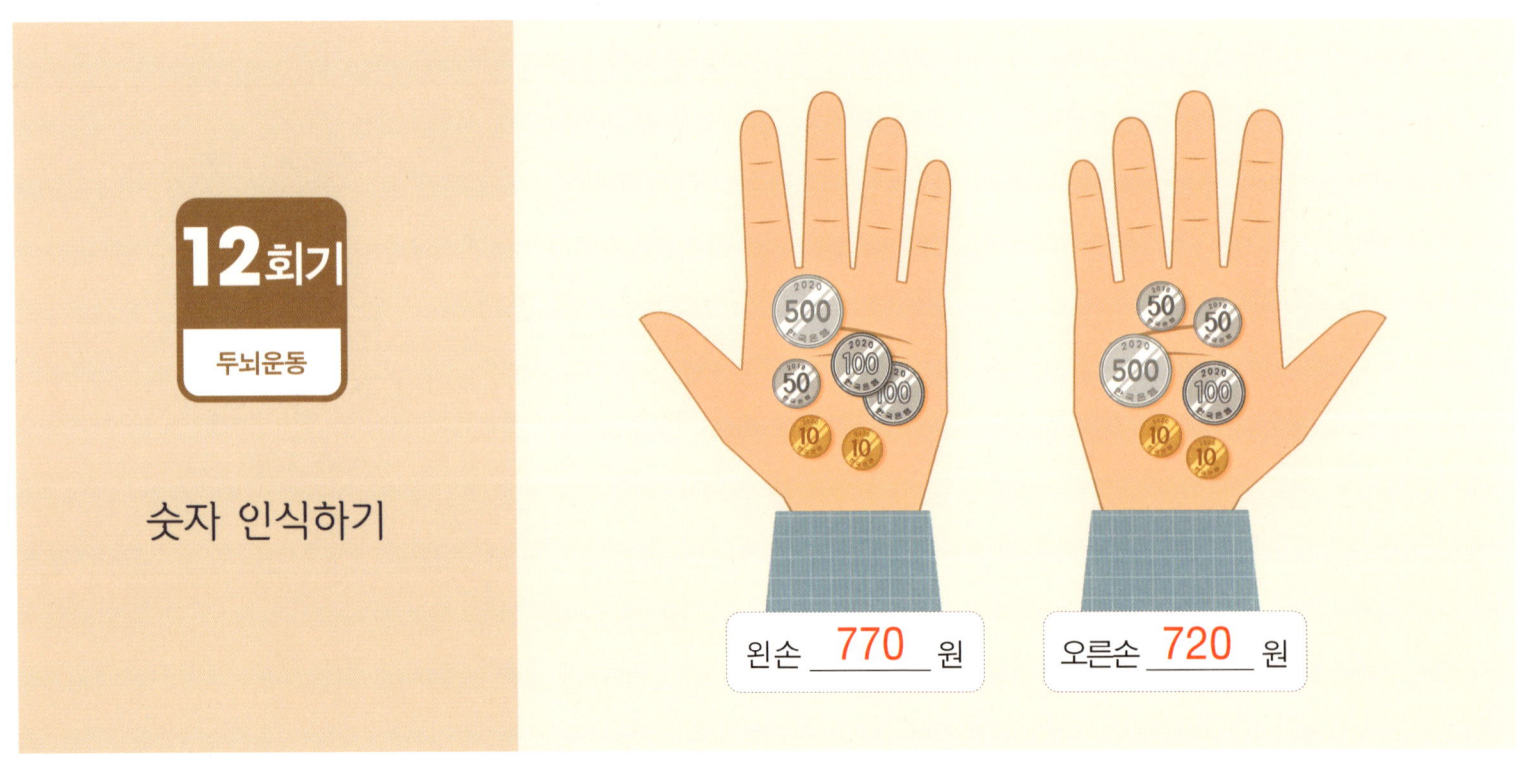

왼손 __770__ 원   오른손 __720__ 원

만다라 그리기는 남녀노소 누구나 쉽고 재미있게 할 수 있는 미술 활동입니다. 만다라를 그리면서는 어떤 색을 쓸지, 어떤 형태를 그릴지 고민하지 않아도 됩니다. 오직 자신에게만 집중하며 온전한 나를 느껴보시기 바랍니다.

★ 부록의 만다라 그림은 『만다라 그리기』(정여주 지음, 2009, 학지사)에서 가져온 것임을 밝힙니다.

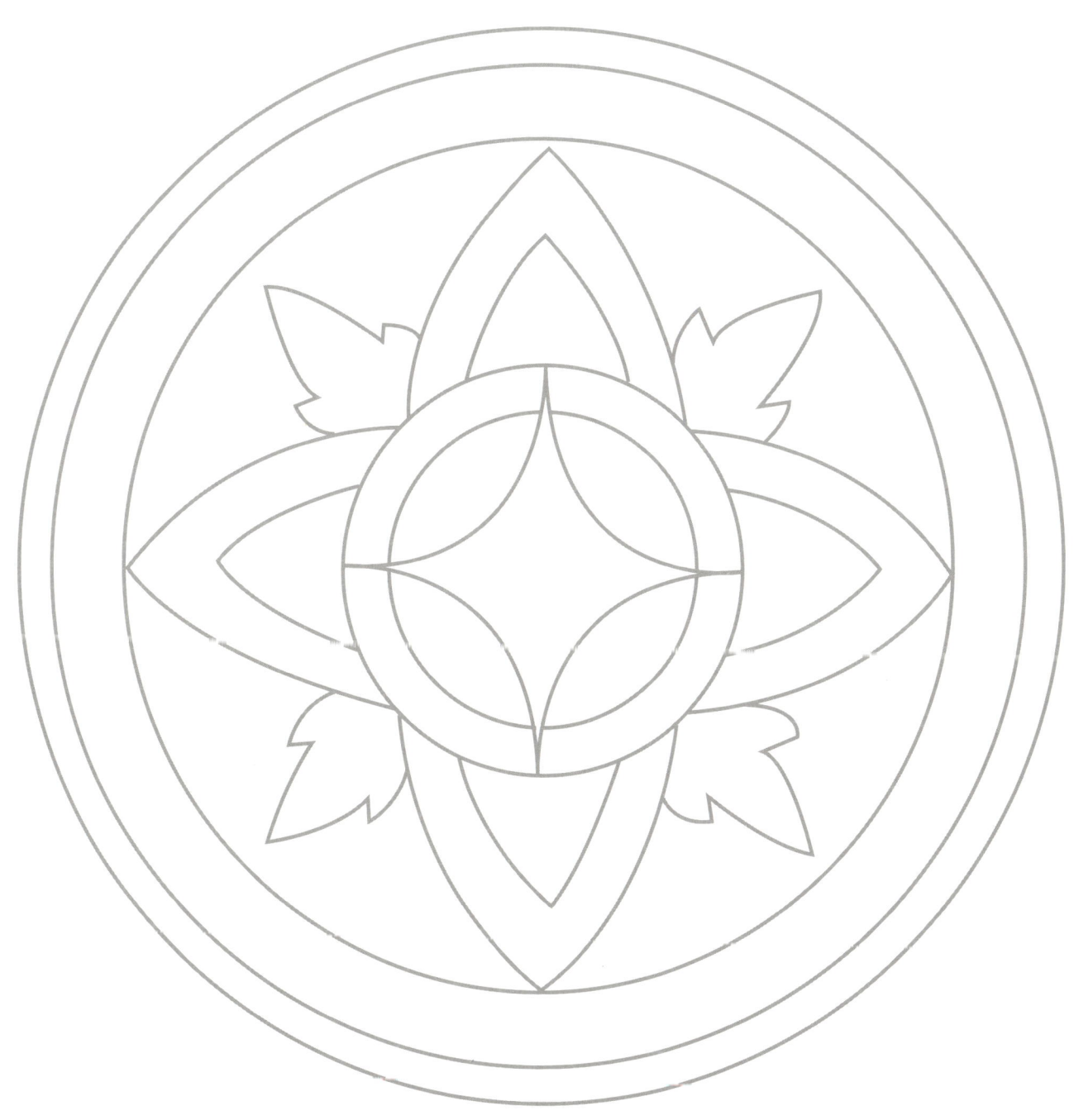

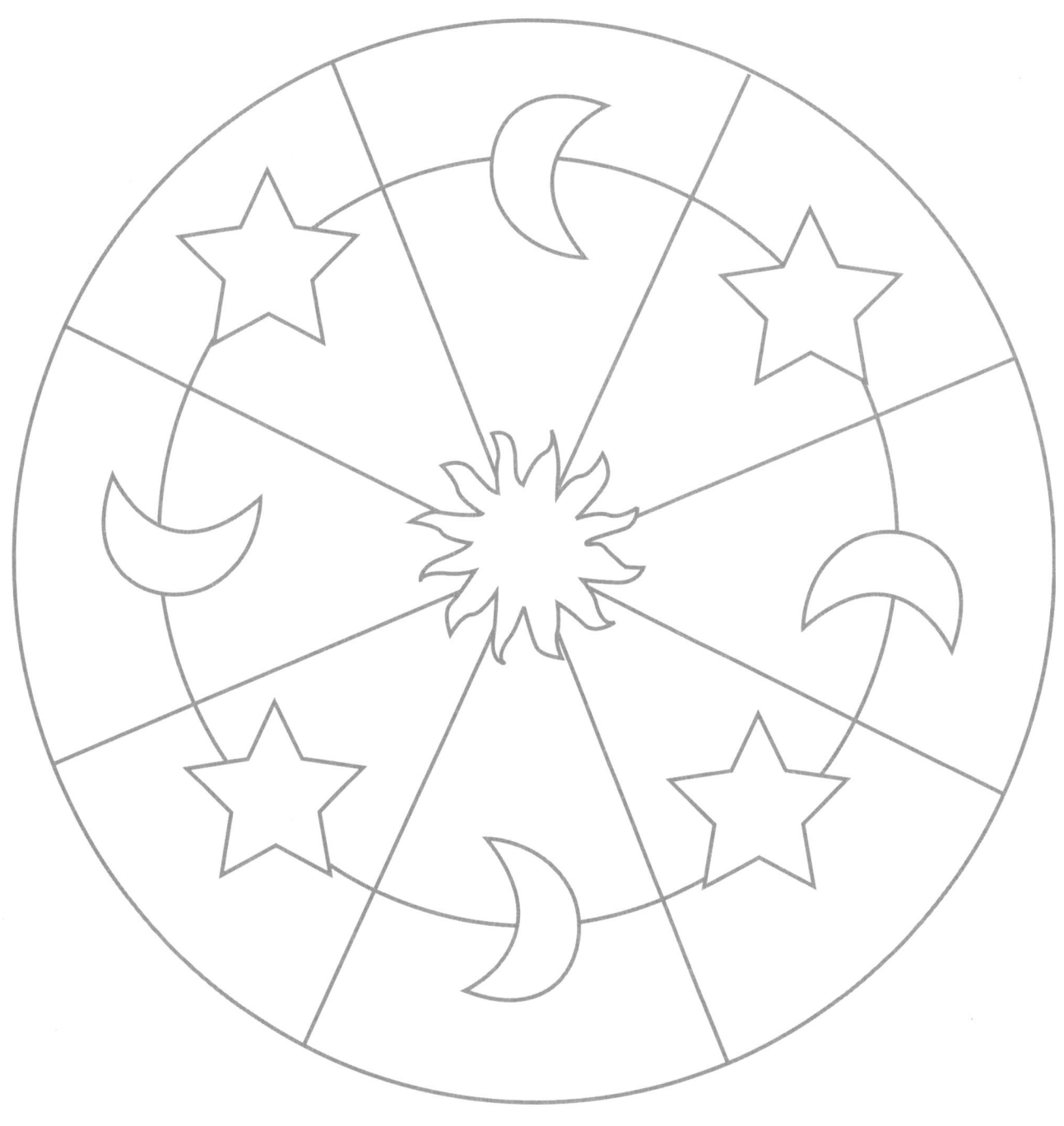

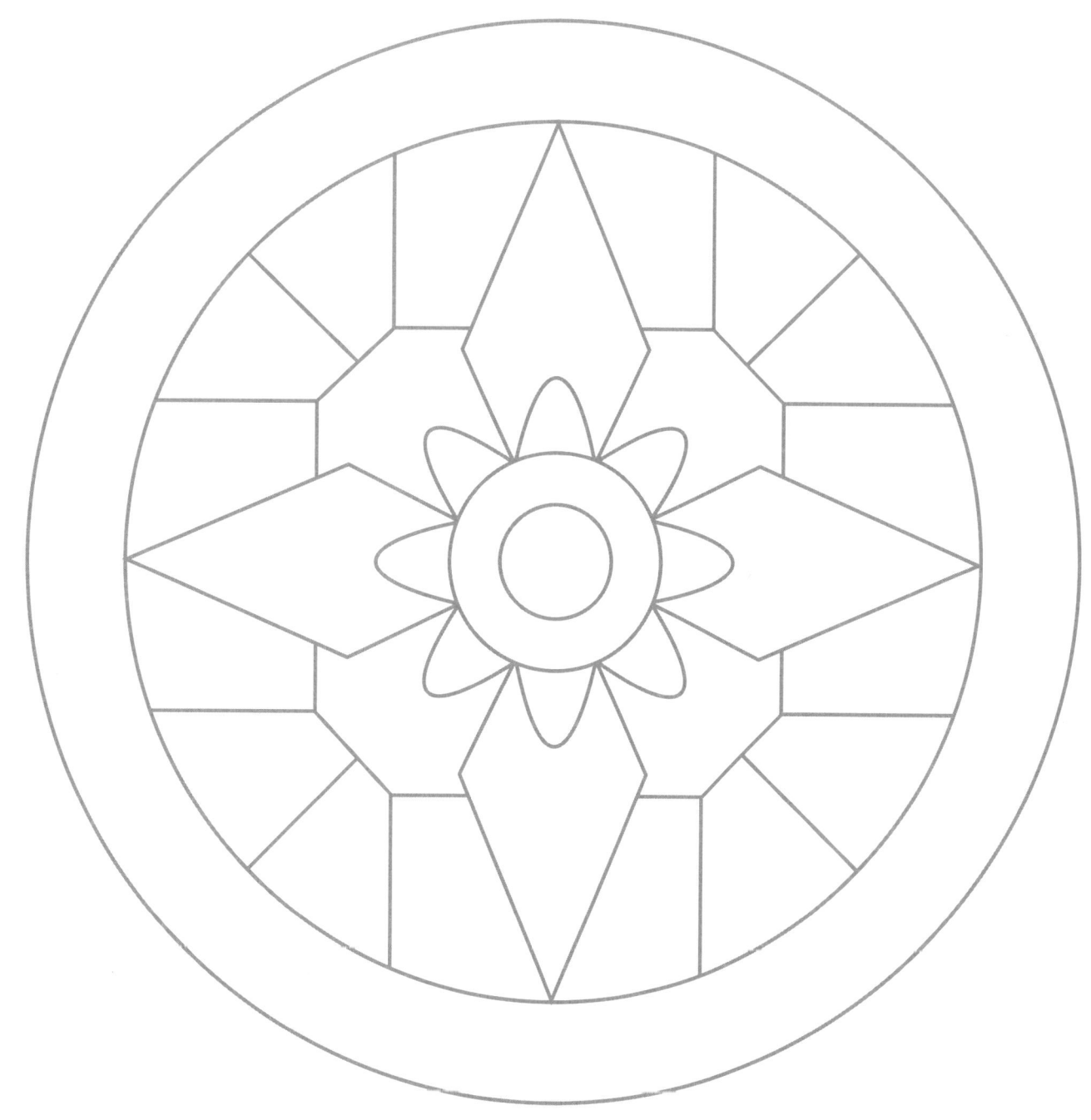

뇌 건강을 지켜주는
인지톡톡!
컬러링북 1
쉬운 단계　**남성 어르신 편**

2021년 5월 5일 1판 1쇄 인쇄
2021년 5월 10일 1판 1쇄 발행

지은이 • 박수정
펴낸이 • 김진환
펴낸곳 • **(주)학지사**
　　　　04031 서울특별시 마포구 양화로 15길 20 마인드월드빌딩
대표전화 • 02)330-5114　　　팩스 • 02)324-2345
등록번호 • 제313-2006-000265호

홈페이지 • http://www.hakjisa.co.kr
페이스북 • https://www.facebook.com/hakjisabook

ISBN 978-89-997-2402-2 14510
　　　978-89-997-2401-5 (set)

정가 13,000원

저자와의 협약으로 인지는 생략합니다.
파본은 구입처에서 교환해 드립니다.

이 책을 무단으로 전재하거나 복제할 경우 저작권법에 따라 처벌을 받게 됩니다.

출판 · 교육 · 미디어기업 **학지사**
간호보건의학출판 **학지사메디컬** www.hakjisamd.co.kr
심리검사연구소 **인싸이트** www.inpsyt.co.kr
학술논문서비스 **뉴논문** www.newnonmun.com
원격교육연수원 **카운피아** www.counpia.com